심신자각에 근거한 중독행동의 재발예방

— 임상가를 위한 지침서 —

Mindfulness-Based Relapse Prevention for Addictive Behaviors

•A CLINICIAN'S GUIDE•

Sarah Bowen
Neha Chawla
G. Alan Marlatt

메디컬 마인드풀니스 연구회

김경승 · 강수용 · 김준모 · 이성근
이동현 · 정도운 · 정성수 옮김

圖書出版 하나醫學社

역주 : **mindfulness**는 팔리어 (**Pali**) **Sati**를 영역한 것이다. **mindfulness**에 대한 우리말 번역으로 '마음챙김'이 대표적인 것이나 역자들은 그것이 원래의 의미를 명확하게 표현하지 못하고 있고 과도하게 특정 종교에 치우치는 어감을 가진다고 판단하여 보다 적절한 우리말 표현을 찾던 중 '심신자각'이 원래의 의미를 보다 잘 표현할 수 있고, 우리 사회에서 마인드풀니스의 보편적인 확산을 위해 종교적인 뉘앙스를 감소시키고 다양한 문화적 배경을 무리 없이 소화할 수 있는 단어라고 생각하여 이와 같이 번역하였다.

Mindfulness-Based Relapse Prevention for Addictive Behaviors : A Clinician's Guide

by Sarah Bowen, PhD, Neha Chawla, PhD and G, Alan Marlatt, PhD

역자 서문

심신자각(mindfulness)이 의료 영역에 소개되기 시작한 것은 1979년 메사추세츠 의과대학의 존 카밧진 교수가 만든 MBSR(Mindfulness-Based Stress Reduction)프로그램에서 비롯된다. 2004년 텍사스 오스틴 공항에서 그가 진행하는 7일간의 Power of Mindfulness Retreat가 열리는 인근 명상센터로 가는 셔틀 안에서 처음 만났을 때 그는 한국의 숭산 스님에게서 명상을 배웠다고 했다.

그는 처음에 심신자각을 만성 통증 환자들에게 적용하여 이것이 객관적인 효과가 있음을 입증했다. 계속해서 그는 심신자각이 고혈압, 심장질환, 악성종양 등 만성 질환을 앓고 있는 환자들이 겪고 있는 질병으로 인한, 그리고 삶 속에서 만나는, 다양한 스트레스를 감소시키고 자신의 질병을 받아들이고 절망에서 벗어나 아직도 남아 있는 자신의 기능을 가지고 좀 더 만족스럽고 충만한 삶을 살 수 있도록 결정적인 도움을 줄 수 있다고 하는 사실을 객관적인 연구를 통해 입증했다. MBSR을 통해 절망에서 벗어나 새로운 삶의 길을 발견한 수많은 환자들의 감동적인 스토리가 지금도 이어지고 있다. 그는 말한다. 심신자각은 정신적인 기술이 아니고 새로운 삶의 길(Way of Life)이라고. 그는 고대 동양의 지혜와 서구의 첨단 과학을 접목시켜 명상을 의료화한 인물로 평가된다.

탄탄한 이론적인 기초와 객관적인 연구 결과에 강한 인상을 받은 나는 심신자각을 나 자신의 삶과 내가 주로 치료하는 중독 환자들에게 적용하기 위해 한국과 미국의 명상센터들을 오가면서 점차 매혹되어 갔다. 나는 2006년부터 스스로 개발한 MBRA

(Mindfulness-Based Recovery from Addcition)프로그램을 중독 환자들에게 시행해오고 있으며 본서를 함께 번역한 한국 메디컬마인드풀니스 연구회의 동료들과 프로그램의 효과에 대한 임상적인 연구에도 참여한 바 있다.

심신자각은 불안과 공황장애를 비롯한 정신과적 질병에도 탁월한 효과가 있음을 보여주고 있고 특히 우울증에 대해서는 기존의 인지행동치료와 결합한 MBCT(Mindfulness-Based Cognitive Therapy)를 통해 우울증의 재발을 예방하는 데에 약물보다도 더 효과가 있는 놀라운 연구 결과가 보고된 바도 있다. 나아가 섭식장애, 관계 증진, 인격장애, 정신증에 이르기까지 거의 모든 정신의학의 영역에서 효과를 보일 수 있음이 계속해서 밝혀지고 있다. MBSR과 MBCT, 그리고 본서에 수록되어 있는 MBRP는 심신자각 명상을 집중적으로 수련하는 프로그램임에 비해 ACT(Acceptance Commitment Treatment)와 DBT(Dialectical Behavioral Therapy)는 명상을 집중적으로 수련하는 대신 심신자각과 관련한 기술 훈련과 개념 교육을 활용하는 정신치료의 과정이다. 최근에 와서는 뇌 영상 기법을 통해 심신자각이 뇌의 중앙 전전두 영역의 뉴련을 활성화시키는 뇌의 변화까지 이끌어낼 수 있음이 밝혀지면서 신경가소성과 관련하여 이미 전 세계적인 이목을 집중시키고 있다.

UCLA의 정신의학 교수인 댄 시걸은 아기에 대한 어머니의 공감적인 반응을 대인 조율(interpersonal attunement)이라고 한다면 심신자각은 개인 내부 조율(intrapersonal attunement)이라고 할 수 있다고 말한다. 심신자각을 통해 스스로가 자신의 좋은 어머니가 되는 것이다. 어머니가 아기의 내면 상태에 조율함으로써 아기의 사회뇌와 공감뇌(주로 중앙전전두영역)가 건강하게 성장하듯이 자신의 생각과 감정, 충동, 그리고 신체감각에 조율하는 심신자각을 통해 자신의 내면을 자각하고 스스로를 위로할 수 있는 연민의 기능이 증진되는 것이다. 이것은 타인에 대한 공감과 연민의 기초가 된다.

본서의 대표 저자인 앨런 말라트는 중독과 중독행동의 이해와 치료에 많은 연구와 업적을 남겼으며 MBRP를 개발하고 이것이 성공을 거두어 갈 무렵인 2011년에 애석하게도 작고했다. 그가 중독행동의 재발예방에 대한 수많은 연구를 체계화한 저서 〈재발 예방(Relapse Prevention)〉은 우리나라에서도 중독분야에서 가장 유명한 책 중의 한 가지로 꼽힌다. 이것은 인지행동이론에 기초하여 1) 고위험 상황의 발견과 대처기술 훈련, 2) 생활방식의 균형과 개선을 통한 중독행동의 재발 예방에 관한 내용을 기술하고 있다. MBRP는 이러한 맥락 속에서 중독 치료에 심신자각을 접목시키고 있다. 그리하여 고위험상황에서의 대처기술로서 '깨어있는 호흡 공간(SOBER breathing space)'이라고 하는 심신자각에 기초한 독특한 대처기술 훈련을 선보이고 있고, 생활방식의 균형과 개선을 위해 심신자각을 일상의 활동에 적용함으로써 마음을 풍요롭게 하는 행동(nourishing behavior)을 증진시키고 고갈시키는 행동(depleting behavior)을 감소시킬 수 있게 한다. 그러나 저자들은 MBRP가 단순히 인지행동치료와 심신자각을 접합시킨 것이 아님을 강조하면서 심신자각 명상의 수련이야말로 이 프로그램의 근간임을 역설하고 있다.

심신자각에 대한 작업적 정의는 여전히 논의가 진행 중이지만 가장 대표적인 것은 본서에도 나와 있듯이 '현재 순간에 대해 의도적이고 비판단적으로 주의를 기울이는 것'이다. 이는 존 카밧진의 정의인데, 어떤 문헌에서는 '현재 순간에 대해 의도적이고 비판단적으로 주의를 기울이는 것을 통한 자각'이라고 하여 '주의를 기울임'(paying attention)이 강조되기도 하고 그 결과로 나타나는 '자각'(awareness)이 강조되기도 한다. Bishop(2004)은 심신자각의 2요소 모델을 말하는데, 1) 주의에 대한 자기 제어와 2) 현재 순간의 경험에 대한 특별한 지향성 : 호기심, 개방성, 수용이라고 말하고 있음에 비해 Brown과 Ryan(2003)은, 매 순간의 경험에 대해 의식적으로 주의를 기울이고 있는 의식의 상태, Germer(2009)는 현재 순간에 대한 수용적인 자각이라고 말하고 있다. 나는 MBRA 프로그램을 통해 환자들에게 1) 지금 이 순간에 집중하여 2) 있는 그대로 알아차리고 3) 있는 그대로 받아들이는 마음의 과정이라고 교육한다.

심신자각이 현재 순간에 대한 수용적인 자각임에 비해 중독행동은 자각 없이 습관적으로 반응하는 자동조종 행동과 현재 순간에서 끊임없이 달아나는 도피행동의 전형이다. 심신자각은 중독행동의 고위험 상황과 그 상황에서의 자신의 몸과 마음의 반응을 민감하게 자각함으로써 반사적인 반응으로서의 자동행동이 아니라 의식적이고 선택적인 대응을 할 수 있는 자각의 공간을 열어준다. 또한 심신자각은 현재 순간을 있는 그대로 받아들이는 것을 강조함으로써 중독으로 인한 상실과 고통을 받아들이고 그것들과 함께 바로 거기서부터 다시 시작할 수 있는 방법을 배울 수 있다. 뿐만 아니라 지금 이 순간을 가장 소중히 여기고 매순간에 참여하는 새로운 삶의 방식을 배움으로써 중독행동으로 도피하지 않고 자신을 비롯한 모든 생명에 대한 친절과 연민의 마음을 배양하는 것을 통해 마음을 풍요롭게 하는 행동을 증진시키고 고갈시키는 행동을 감소시킬 수 있는 균형 잡힌 라이프스타일을 촉진할 수 있다. 궁극적으로 심신자각은 자아와 세계의 본성에 대한 통찰을 제공하고 새로운 삶의 의미와 가치관을 확립하게 함으로써 중독에서 근본적으로 벗어날 수 있는 지속적인 변화와 성장의 탁월한 도구가 될 수 있다.

임상 의사의 바쁜 일상에서 이 얇은 책 한 권을 번역하는 것도 만만치 않은 작업이었으나, 함께 고생한 한국 메디컬마인드풀니스연구회 도반들의 연대와 응원의 힘과 함께 간간히 찾아오는 번역 삼매의 위로를 받으면서 마무리할 수 있었다. 예방의학 전문의로서 자신의 개인적인 풍부한 소양과 자원으로 연구회의 모임과 번역에 도움을 준 강수용 선생님, 늘 잔잔한 미소로써 모임과 활동에서 은은한 다향으로 남아있는 김준모 선생님, 원고의 편집과 교정을 맡아 끝까지 함께 고생하는 미덕을 마다하지 않은 이동현 선생님, 시종일관 특유의 끈기와 돌파력으로 우리 모두를 감동시킨 이성근 선생님, 연구와 교육, 그리고 진료를 함께 해야 하는 우리나라 의과대학 교수의 삼중고 속에서도 함께 참여하는 용기를 보여준 정도운 선생님, 평소의 바르고 소박한 성품을 문장 속에서도 변함없이 보여준 정성수 선생님께 깊은 감사를 드린다. 이 책과 마인드풀니스를 통해 중독환자의 치유와 우리 사회의 정신건강과 의식의 진화에 작은 도움이 될 수 있기를 간절히 소망한다.

멀리 눈이 희끗희끗한 남산을 바라보며

대표 역자 김경승

저자 소개

Sarah Bowen, PhD은 워싱턴 대학의 중독행동 연구센터에서 중독행동을 치료하기 위해 심신자각 수련을 전공하는 연구자 겸 치료자로 근무하고 있다. 그녀의 연구는 특별히 부정적인 정서, 생각 억제, 그리고 갈망 등의 변화 기전에 초점을 두고 있다. 그녀는 이중진단을 받은 환자에게 심신자각에 근거한 작업을 적용하는 데 관심을 두고 있다. 시애틀에 있는 사설 및 주립 치료기관들과 재향군인치료센터(VA Medical Center)를 포함한 여러 곳에서 심신자각에 근거한 재발예방 집단을 함께 이끌고 있는 그녀는 물질사용 장애 환자들을 위해 심신자각에 근거한 치료를 발표하고, 자문하고 그리고 직접 치료에 종사하고 있다.

Neha Chawla, PhD는 워싱턴 대학의 중독행동 연구센터에서 박사 후 과정에 있다. 그녀는 물질사용장애 환자들에게 심신자각에 근거한 치료를 평가하고 개발한다. 또한 그것을 치료자들에게 보급하고 훈련하며, 치료자의 능력을 평가하는 일들에 초점을 두고 있다. 그녀는 시애틀과 동쪽 해안지역에 있는 사설 및 지역사회 치료 환경에서 심신자각에 근거한 재발예방 집단들을 도와주고 있으며, 치료자 훈련 워크숍을 함께 이끌어가고 있다.

G. Alan Marlatt, PhD는 심리학 교수로 워싱턴 대학 공공 보건학과의 중독행동 연구센터장이고 부교수이다(2011년 사망 – 역자 주). 그는 중독행동을 연구하고 임상적인 접근을 하면서 250편이 넘는 논문과 책을 썼고, 중독 분야에서 Relapse Prevention(1985,

2005), Assessment of Addictive Behaviors(1988, 2005), Harm Reduction(1998), Brief Alcohol Screening and Intervention for College Students(BASICS) : A Harm Reduction Approach(1999)를 포함하여 여러 책들을 출판하였다. 지난 30년 이상, National Institute on Alcohol Abuse and Alcoholism, the National Institute on Drug Abuse, ABMRF/The Foundation for Alcohol Research, 그리고 the Robert Wood Johnson Foundation을 포함한 여러 기관에서 지속적으로 연구 기금을 받았다. 그는 알코올 연구 분야에서 뛰어난 기여로 Jellinek Memorial Award(1990), Robert Wood Johnson Foundation's Innovators in Combating Substance Abuse Award(2001), 그리고 Research Society on Alcoholism's Distinguished Researcher Award(2004)를 수상했다. 2010년에 Association of Behavioral and Cognitive Therapy's Career/Lifetime Achievement Award를 수상하였다.

서 문

심신자각에 근거한 재발예방 (mindfulness-based relapse prevention : MBRP)은 심신자각 명상 수련을 전통적인 재발예방 치료 (Relapse Prevention : RP) 에 통합시킨 프로그램이다. 전통적인 재발예방 치료는 중독으로 인한 행동 문제가 있는 내담자들을 치료한 후에 재발예방 또는 사후 관리를 위해 설계한 인지행동적 개입이다. 유사하게 MBRP는 회복기 내담자들의 치료 효과를 유지하고 지속가능한 생활방식을 촉진시키고자 하는 목적을 가진 외래환자 사후관리 프로그램으로 고안하였다. 이 책에서 우리는 알코올을 비롯한 다양한 물질 사용의 문제들을 치료하는 임상적 전략들을 내놓았다. 또한 여러 중독 행동의 재발을 유발하는 충동과 갈망에 대처하는 방법을 논의하였다. 이 서문에서 우리는 이전의 연구와 경험들이 MBRP의 출현에 어떻게 기여하였는지 설명하고자 한다.

현재 많은 연구들은 "중도 (middle way)"를 찾고 있다. 즉, 이는 유해한 탐닉과 엄격한 제한 사이의 균형뿐만 아니라 자기-규율 (self-discipline)과 자기-연민 (self-compassion) (우리나라 중독환자들이나 치료자들이 흔히 사용하는 의미의 self-pity와는 다른 의미이다 – 역자 주) 사이의 균형을 의미한다. 나는 알코올의존 환자들에 대한 전기혐오치료를 평가하면서 경력을 쌓기 시작했다. 혐오치료는 술이나 약물의 충동을 예방하기 위해, 갈망을 혐오적 반응으로 변화시켜서 통증을 회피하거나 도피하도록 고안한 일종의 처벌 절차이다. 우리는 이 치료적 접근이 단기적으로는 효과가 있지만, 장기적으로는 재발의 가능성이 높아지는 것을 관찰하였다.

연구가 진행되면서, 동료들과 나는 좀 더 균형적인 접근으로 옮겨갔다. 장기적인 연구의 결과 재발의 위험을 낮추기 위해 자기-연민과, 그리고 충동과 갈망을 포함하는 모든 경험을 수용하는 원칙에 근거한 심신자각 기술들이 혐오적 접근보다는 좀 더 성공적이라는 것을 알게 되었다. 심신자각 수련은 친절과 유연성을 강조하면서 성실하고 의도적인 행동 변화를 위한 효과적이고 능숙한 수단을 제공한다.

스스로를 "중독자"로 부르는 사람들을 포함하여 많은 사람들이 중독을 처벌 받아야 하는 도덕적인 문제로 간주하고 있다. "약물과의 전쟁"을 치르는 동안, 불법적인 약물을 사용한 사람들은 비도덕적인 그리고 불법적인 행동 때문에 처벌을 받아 교도소에 갔는데 이는 혐오요법의 연장이라고 할 수 있다. 그것은 중독을 지속적으로 물질을 남용하는 "나쁜 습관"으로 보는 것이다. 그들은 종종 알코올과 다른 약물을 남용하면서 심한 죄책감과 수치심을 경험하고 있고, 거절과 처벌의 두려움 때문에 자발적으로 치료를 받지 않는다. 이들 중 대다수가 결국은 가족이나 동료들의 강압적인 "중재"에 의해 치료받거나 또는 물질과 관련된 범죄에 의해 투옥된다. 이것은 낙인과 수치심을 더해줄 뿐이다.

중도에 대해 연구하면서 나는 중독의 본성과 근원을 좀 더 희망적으로 바라보게 되었다. 불교 심리학은 중독행동을 극복할 수 있는 대체적이고 보완적인 방법을 제공하여 회복의 길을 열어준다. 붓다의 "사성제"에 따르면, 삶은 고통이고 (첫 번째 진리), 고통의 원인은 집착 또는 갈망이다. 이는 몇 가지 형태를 가지는데 감각적인 즐거움을 탐닉하거나, 다른 사람처럼 되기를 갈구하거나, 또는 오지 않은 미래를 희구한다. 이것은 "있는 그대로의 진실"을 회피하거나 저항하는 것이다 (두 번째 진리). 좋은 소식은 이런 고통을 벗어나는 길이 있으며 (세 번째 진리), 이것은 "팔정도"에 의해 제공된다 (4번째 진리).

팔정도는 8가지 바람직한 행동의 목록으로, 여기에는 "바른 (right)" 행동과 명상수련에 근거하는 "바른 심신자각 (Right mindfulness)"을 포함하는 연관된 정신상태들이 있다. 이 길에는 인지행동적인 치료 목표와 일치하는, "바른 견해, 바른 의도, 바른 말, 바른 행동, 바른 생업, 바른 노력, 그리고 바른 집중"이 있다. 일반적으로 팔정도와 불교 심리학은 바로 중독의 치료 현장에서 너무나 빈번히 일어나는 문제들을 다루고 있기 때문에, 중독행동을 근본적으로 이해시켜줄 뿐만 아니라 회복을 궁지에 몰아넣는 문제를 해결하는 특별한 개입방법을 제공한다.

심신자각은 중독행동 분야에 어떤 특별한 것을 제안하는가? Jon Kabat-Zinn (1994)의 정의에 따르면, 심신자각이란 "의도적으로, 현재의 순간에, 비판단적으로, 주의를 기울이는 하나의 방식이다."(a way of paying attention : on purpose, in the present moment, and nonjudgmentally). 심신자각을 임상적으로 활용함에 있어 우리는 중독환자들이 미래와 "다음번에 고치는 것 (next fix)"에 초점을 맞추는 대신 사물을 "있는 그대로 보도록" 돕는다. 불교 심리학은 고통이 일어날 때 끊임없이 도피하는 대신 인식하고, 느끼고, 받아들이며 경험에 대해 친밀감을 가지고 이해하는 것을 강조한다. 이것은 자신의 행동에 대해 죄책감을 느끼고 비난하며 수치스럽게 여기기보다는 받아들이고 개방할 것을 강조하는 연민과 함께하는 접근이다. 심신자각은 또한 사물의 변화하는 본성을 알아차리도록 촉진한다. 즉 우리의 마음, 몸, 그리고 환경은 항상 변화하고 있다. 예를 들어, 담배 없이 45분을 견디기 어렵다고 느끼기만 할 뿐, 자신이 단지 욕망을 타고 넘어갈 수 있다면 겉보기에 압도적으로 강렬했던 욕망이 점점 약해질 수 있다는 것을 알지 못하는 한 흡연자를 생각해보라. 심신자각은 충동과 갈망을 술을 마심으로써 지워버리려는 대신 그것들을 관찰하는 "능숙한 수단 (skillful means)"을 제공해준다. 비록 흡연자는 담배를 피우지 않으면 흡연충동이 더 증가할 것이라고 느끼지만, 시간이 흐르면 그것은 저절로 사라진다.

또한 심신자각은 일상의 조건화된 습관적 행동 대신 보다 "큰 그림"을 볼 수 있는 메타인지적 (metacognitive) 자각을 제공해준다. 이러한 자각을 통해 더 많은 자유와 선택의 감각을 가지게 해준다. Victor Frankl (1946)이 말한 바와 같이, "자극과 대응 (response. 보통 반응이라고 번역할 수 있으나, 본서에서는 reaction을 반응 혹은 반사적 반응, response는 대응, coping은 대처라고 번역했다. – 역자 주) 사이에 어떤 공간이 있다. 우리가 어떻게 대응할지 선택할 수 있는 힘이 그 공간 속에 존재한다. 우리의 성장과 자유는 우리가 어떤 대응을 하는가에 놓여 있다." 심신자각 수련을 통해 이러한 자각의 공간이 확장되고 자동적이고 습관적으로 반응하지 않고 능숙하게 대응할 수 있게 된다. 그래서 물질사용의 유발요인을 만났을 때, 재발의 가능성을 줄일 수 있는 주의 깊은 선택을 할 수 있다. 궁극적으로 심신자각적 접근은 마음이 부정적인 정서를 악화시키는 경향을 감소시켜 줌으로써 중독행동과 싸우고 있는 사람들이 흔하게 경험하는 낙인, 수치심, 비난 그리고 죄책감을 줄여 준다.

나의 개인적인 여정을 혐오치료에서 심신자각으로 바꾸는 것을 고려하게 된 여러가지 요인들이 있었다. 첫 번째는 재발의 원인을 발견하려는 노력이었다. 나의 첫 환자 중 한 사람은 알코올의존 진단을 받은 중년 남자였다. Napa 주립 병원에서 박사학위 인턴 과정을 하고 있을 때 지도교수는 나의 환자가 왜 문제 음주자가 되었으며, 왜 일생 동안 단주하는 목표를 세워야 하며, 왜 반드시 익명의 알코올중독자 모임에 참석해야 하는지, 그리고 왜 입원치료 프로그램이 필요한지 이해하도록 명백하게 디자인된 통찰 발달 (insight-development) 접근을 하도록 추천했다. 나는 왜 그가 평생 단주를 해야 하는지를 이해시키는 시도를 하였고 프로그램을 마칠 때는 회복 동기가 매우 잘 확립되었다는 자신감을 가지게 되었다. 퇴원하는 날, 나는 그가 고향 샌프란시스코로 가는 그레이하운드 버스를 타고 떠나는 것을 보았다.

3일도 지나지 않아, 그는 매우 취한 상태로 Napa 주립병원의 해독치료 병실에 재입원하였다. 나는 그에게 퇴원 후 무슨 일이 있었는지 물어보았다. 버스가 샌프란시스코의 Tenderloin 지역에 멈추었는데, 그곳은 그가 자주 들렀던 술집 앞이었다. 그는 자신의 친한 친구가 거기에 있을 것이라는 생각이 들어, 버스에서 내려 술집으로 걸어 들어갔다. 그의 친구는 없었지만 바텐더가 그를 기억하고 돌아온 것을 환영하는 뜻으로 무료로 위스키 두 잔을 따라주었다. 그는 "조절력을 잃고", 계속해서 마시고는 의식을 잃었다. 친구가 다음 날 입원시켰다. 이런 이야기를 하면서, "Marlatt 박사님, 당신은 내가 왜 알코올 환자가 되었고, 왜 술을 마시지 말아야 하며, 왜 회복하는 유일한 길이 단주라는 것을 이해시켜 주는 데 매우 많은 도움을 주었습니다. 그러나 어떻게 해야 이 목적을 달성할 수 있는지에 대해서는 한마디도 하지 않았습니다."

이 면담 후에 나는 Napa에 있는 알코올 치료 센터의 센터장을 찾아가서, 환자들의 높은 재발률에도 불구하고 왜 재발에 대처할 수 있는 정보들을 주지 않느냐고 물었다. 그는 곁눈질로 나를 보고는, "우리는 절대로 재발에 대해서는 언급하지 않으려 합니다. 왜냐하면 만일 우리가 그렇게 한다면, 재발해도 좋다는 뜻이 되기 때문이지요." 나는 우리에게 소방훈련이 왜 필요한지 질문하며 반론을 폈다. 소방훈련을 한다고 해서 불을 내도 좋다는 것을 허용하는 것이 아니며 이런 과정을 통해 사람들이 불을 내지 않고 안전하게 생활한다고 말했다. 그는 재발은 어떤 식으로든 부추 켜서는 안 되는 민감한 문제라고 대답했다. 나는 그가 도덕적인 모델에 근거해 있다는 것을 알았다. 그리고 그것이 별로 효과가 없다는 것을 알게 된 것은 바로 이때였다. 그러나 우리는 어떤 대안을 제시할 수 있을까? 나는 무엇이 재발을 일으키는지 좀 더 자세하게 관찰하였다. 그리고 박사학

위 과정을 행동치료에 초점을 두면서, 재발을 예방하기 위한 인지행동 프로그램을 개발하기 위해 여러 가지 인지행동적 개입에 관심을 가지게 되었다.

나는 Napa 주립 병원에서 인턴과정을 마치고, British Columbia 대학교에 잠시 머문 후 Wisconsin 대학교에서 조교수를 하였고 Mendota 주립 병원의 알코올중독 치료병동에서 임상 업무를 하였다. 1960년대 후반, 알코올 중독에 대한 행동치료에 대한 문헌들은 대부분의 다른 치료보다도 혐오치료를 더 옹호하였다. 앞에서 언급하였듯이, 이 치료의 목적은 음주에 대한 갈망과 충동이 일어나면 음주를 억제할 수 있도록 그것을 혐오반응으로 전환시키는 것이다. 고전적인 조건반응의 원리에 기초하여 환자가 술과 음주 자극에 노출되었을 때 조건화된 반응을 일으키도록 고안되었다.

중독환자를 위한 혐오치료를 더 깊이 연구하기 위해, 나는 병원의 지하에 조그만 술집을 차려서 환자 자원자를 임의적으로 혐오치료를 받을 집단과 평상적인 치료를 받을 대조군으로 나누어서 정규적으로 한 달 과정의 프로그램을 진행하였다. 이 연구의 모든 환자들은 남자였고, 그들 대부분은 장기간의 알코올 의존 병력을 가지고 있었다. 전기혐오치료를 받는 환자들은 신체적으로 해롭지는 않지만 고통을 느끼는 전기충격의 수위를 선택하도록 하였다. 격주에 한 번씩, 병원 치료진들이 별명으로 "Marlatt's Bar and GRILL"로 부르는 술집에서 환자들은 좋아하는 술과 잔을 들고 냄새를 맡지만, 마시지는 않는다. 이 시점에서, 환자들은 술에 대한 조건화된 혐오를 만들기 위해 짧은 전기충격을 받는다 (Okulitch & Marlatt, 1972).

우리는 치료 3개월 후 그리고 다시 일 년 후 (치료 15개월 후) 에 평가를 하였다. 3개월째, 혐오치료를 마친 환자들은 평상적인 치료를 받은 대조군보다 높은 금주율과 낮은 음주 비율을 보였다. 이런 효과적인 초기의 결과에도 불구하고, 일 년 후에는 혐오 조건화에 있던 환자들이 반등효과를 보여 대조군보다 유의미하게 더 많은 음주를 하였다. 시간이 지나면서 혐오효과가 줄어들었을 뿐 아니라 정규적으로 병원치료를 받은 환자들보다 음주를 더 많이 하였다.

처벌 및 혐오조건화와 관련한 단기 및 장기효과에 대한 문헌은 이러한 결과들을 확인하고 있었다. 연구들에서 처벌은 표적 행동을 일시적으로 감소시키지만 대체 행동을 배우지 못하면 시간이 지나면서 억제된 행동이 재발되었다. 우리는 대체할 수 있는 대처 대응(alternative coping response)을 가르쳐야 한다는 것을 깨달았다. 이 과정을 숙고했을 때, 단주 후 처음으로 재음주하는 상황에 대한 평가가 중요해 보였다. 첫 잔을 들게 하는 유발요인은 무엇인가? 환자들이 처음의 단주를 포기하고 다시 술을 마시기 시작하는 날 무슨 일이 일어나는가? 만약 우리가 재음주를 유발하는 상황에 대하여 좀 더 많은 정보를 가지고 있다면, 환자들에게 재발을 예방할 수 있는 새롭고 효과적인 대처 기술들을 가르칠 수 있을 것이다.

혐오치료에 대한 연구에서 나는 재발한 환자들의 첫 음주가 치료적 환경인 가상적 술집과 다른 환경에서 일어났는지 알고 싶었다. 혐오치료의 효과가 그 치료에 사용했던 특별한 주류와 환경에 국한된다면 그것의 적용에는 제한이 있을 것이다. 추후 면접을 통해 재발 삽화에 대한 자세한 자료를 얻을 수 있었다. 재발 후 며칠 내에 시행된 면접을 통해 재발된 환자들의 초기 재음주에 관해 정보를 얻었는데, 장소, 타인과의 동반 여부, 재음주 전에 일어났던 외적인 또는 내적인 사건, 그리고 어떠한 정서와 느낌들이라도 포함시켰다. 재발 삽화에 대한 기술들을 부호화시켜 조작적으로 정의한 범주에 배정하였다.

대부분의 재발 삽화는 놀랍게도 몇 가지 범주로 나눌 수 있었다. 첫 두 범주는 반 이상이 해당되는 대인관계 영역이다. 거의 삼 분의 일 상황에서 환자들은 목표 지향적 활동에서 좌절을 경험하였고 이에 따르는 분노를 보고하였다. 이 분노를 건설적으로 표현하기보다는, 음주로 귀착되었다. 두 번째 범주는 환자들이 음주에 대한 직접적 또는 간접적 압박을 물리치기 어려워하는 사회적 영향이다. 다른 범주들은 환경적 자극에 영향을 받아 일어나는 충동 또는 갈망에 굴복하게 되는 개인 내적 영역으로 기술될 수 있다(Napa 주립 병원에서 퇴원한 내 환자가 전에 들렀던 술집에 들어가 음주의 충동에 굴복했던 경우에서처럼). 후속 연구들에서, 흡연과 헤로인을 포함하는 다른 중독행동의 재발 삽화에서도 유사한 고위험 상황의 패턴을 발견하였다. 모든 경우에서, 재발의 잠재적인 유발인자가 되는 공통적인 실마리가 있어 보였다. 그것은 분노, 불안, 우울, 그리고 대인관계의 갈등을 포함하는 강력한 부정적 정서의 경험에 대한 "자기-치료 약물(self-medicate)"의 필요성이다.

고위험 상황들을 찾아내는 노력을 하면서, 물론 여러 가지 매개 요인들이 관여하지만, 가장 중요한 것은 개인이 주관적으로 경험하는 "위험"에 대한 지각이었다. 따라서 고위험 상황은 통제할 수 있다는 지각의 감지(자기 효능감)를 위협하여, 잠재적인 재발의 위험을 높이는 상황이라고 광범위하게 정의할 수 있다. 금단을 결심하기 이전 대부분의 약물 사용자들은 유사한 상황에서 과도한 음주나, 흡연 또는 다른 물질들을 사용한 정도에 따라 하나의 대처전략으로 약물 사용에 대해 지나치게 긍정적 기대(갈망)를 키워왔을 것이다. 약물 사용자들은 분노나 불안, 술과 약물을 사용하는 동료들과의 사회활동, 또는 부정적인 평가의 위협에 직면하였을 때, 목발처럼 중독행동에 의지하지 않고서는 그 같은 스트레스 상황을 대처할 수 없다고 믿게 된다.

고위험 상황에서 재발의 위험을 낮출 수 있는 가장 중요한 요인은, 그것은 재발예방 (Relapse Prevention: RP) 모델의 핵심인데, 대처 대응 (coping response)으로 접근하는 것이다. 만약 스트레스 상황에서 새로운 대처 방식을 습득한다면, 자기 효능감이 강화되어 재발의 가능성이 줄어들 것이라고 가정한다. 재발예방은 고위험 상황의 발견에 초점을 두고 대처 기술들을 학습함으로써 자기-효능감을 증가시키고 재발을 감소시킨다. 『재발예방』(Relapse Prevention, Marlatt & Gordon, 1985)을 출판한 이후, 여러 연구들이 재발예방의 임상적 효과를 평가하였고, 이들 중 대부분은 2판에 요약하였다 (Marlatt & Donovan, 2005). 결과는 비록 RP가 치료 후 높은 단주율을 보이지는 않았지만, 유의하게 재발 삽화의 빈도와 강도를 줄이고, 사람들을 보다 신속하게 "정상궤도로 돌아오도록" 도와주었다.

지난 4반세기 동안, 우리는 RP 프로그램에 강력하고도 쉽게 채택할 수 있는 대처 기술들을 도입시키려 시도하였다. 물론, 가장 강력하고 쉽게 접근할 수 있는 대처 기제 중 한 가지는 심신자각 명상이었다. 『재발예방』의 첫 판 "생활방식 변화"의 장에서 명상은 인지적 대처 전략으로 스트레스가 많은 생활방식과 관련된 재발의 위험에 있는 사람들에게 생활방식의 균형을 잡도록 도와준다고 기술하였다.

> 규칙적인 명상 수련의 가장 의미 있는 효과중의 하나는 심신자각의 계발이다. 심신자각은 각각의 생각이나, 느낌, 이미지에 "집착 (attached)" 하거나 동일시하지 않고 경험이 진행되는 과정을 관찰하는 능력이다. 심신자각은 RP를 실행하기 위해 특별히 효과적인 인지 기술이다. 내담자들이 정규적인 명상 수련을 통해 이 능력을 얻는다면, 재음주를 일으키는 충동, 갈망 또는 인지적 합리화의 유혹으로부터 "거리를 둘 (detach)" 수 있을 것이다 (Marlatt & Gordon, 1985, p.319).

나의 명상에 대한 관심은 시애틀에 있는 워싱턴 대학으로 옮기고 난 1970년대 초반에 시작되었다. 나는 학문적 압박으로 인해, "출간이냐 파멸이냐 (publish or perish)"라는 전형적인 스트레스를 경험하면서 혈압이 상승하였다. 의사는 이완을 위한 방법으로 명상을 권유하였다. 나는 방어적으로 자신이 행동치료 전문가라고 소개하고, 힌두교 또는 불교와 연관된 "동양"의 수련에 관심이 없다고 하였다. 그는 규칙적인 초월명상(transcendental meditation : TM)이 고혈압환자들의 이완기혈압을 낮추었다는 논문을 보여주면서 "당신은 과학자이기 때문에 이 결과들에 감동을 받을 것이라 생각합니다."라고 말했다. 그는 TM을 3개월간 시도해보고, 만일 혈압이 낮아지지 않으면 약물치료를 시행하겠다고 말했다. "당신 스스로 매일 혈압을 측정하고, 그것이 효과가 있는지 없는지에 대한 결과를 그래프로 그릴 수 있을 것입니다." 나는 TM 훈련에 동의하고 서명하였다.

TM은 "집중 명상"으로 TM 지도자가 제시하는 특별한 만트라(마음속으로 반복하는 단어나 구절 – 역자 주) 한 단어에 집중하는 것이다. 조용히 앉아 눈을 감고 매일 2번 20분씩 들숨과 날숨에 맞추어 만트라를 반복하였다. 다른 생각이나 이미지들에 의해 산만해지면, 나는 부드럽게 만트라로 집중을 되돌려 계속적으로 반복하였다.

초기에는 상당히 회의적이었으나, 일단 수련을 시작하자, 나는 매우 이완되는 것을 발견하였다. 직장에 가기 전 아침에 그리고 일을 마친 오후 늦게 앉아서 수련을 계속했다. 성실히 수련하여 2주가 지나자 나의 이완기 혈압은 의미 있는 호전을 보였다. 담당의사는 기뻐하며 장기간 TM 수련을 지속하라고 격려하였다. 그는 또한 Herbert Benson의 『이완반응』(The Relaxation Response, 1975)을 추천하였다. Benson의 책에는 근육을 이완하고 긴장을 줄이기 위한 기본적인 명상 수련이 포함되어 있었다. 분명히 긴장–완화 수련으로서 명상의 효과를 지지하는 의학적 증거들이 있었다. 중독행동과 재발의 위험은 긴장과 스트레스가 많으면 증가하기 때문에, 명상은 분명히 신체적으로 그리고 심리적으로 중독치료에 도움을 줄 수 있는 대처 기술로 생각되었다.

명상을 개인적으로 그리고 직업적으로 경험해보고 난 후, 나는 동료들과 함께 명상 수련, 이완 훈련, 그리고 운동이 과음하는 사교적 남성 음주자의 음주 행동에 어떤 영향을 주는지를 연구하기로 결정하였다. 우리는 알코올 의존이 아닌 과음자를 선택하고 임의 배정하여 명상, 근육 이완 또는 운동이 알코올 소비량에 어떤 영향을 주는지를 알고 싶었다. 알코올 의존 환자를 포함시키지 않은 것은 그들의 치료적 목표가 보통은 단주를 필요로 하기 때문이었다. 결과는 16주 동안의 개입에서 프로그램을 매일 시행한 세 군 모두에서 대조군과 비교하여 알코올 소비량이 의미 있게 줄었다. 소비량이 개입전

보다 50% 떨어졌다 (Marlatt & Marues, 1977; Marlatt, Pagaon, Rose, & Marques, 1984). 또한 참가자들은 자신의 의사에 따라 추후 기간 동안 계속적으로 참가하였는데 유산소 운동군(달리기)에서 62% 그리고 명상군에서 57%가 규칙적으로 수련을 계속하였다.

TM이 인지적 기능과 개인적인 스트레스 수준을 어떻게 변화시키는지를 보여주는 이론적인 문헌들이 거의 없었다는 점이 TM에 대한 나의 관심을 제한하였다. 1980년대 초반, 명상에 대한 나의 관심은 불교 심리학에 대한 것으로 진화하였다 (Marlatt, 2002). 불교 문헌들의 내용은 많은 면에서 인지행동치료와 유사하게 보였다. 위빠사나 (vipassana) 는 산스크리트어로 "있는 그대로를 본다 (seeing things as they really are)" 는 의미를 가지고 있다. 나는 이 분야에서 유명한 S.N. Goenka를 스승으로 모시고 위빠사나를 배웠고 또한 여러 불교 스승들과 집중적 명상 수련을 함께하였다. 10일간의 집중 수련이 끝날 때, 나는 그에게 중독에 대한 불교도의 정의를 물어보았다. 미국에서는 대부분의 전문가들이 중독을 "뇌의 질병" 으로 본다는 설명을 한 후, "불교도는 중독을 어떻게 정의내립니까?" 라고 질문하였다. 그는 "네. 중독은 질병입니다. 그것은 마음의 질병입니다." 라고 대답하였다. 바로 그 때 나는 심신자각 명상이 충동과 갈망에 대한 대처라는 관점에서 단주를 하든 절주를 하든 중독행동으로 고통받는 환자들에게 도움을 줄 수 있다는 것을 깨달았다.

몇 년이 지난 후, 시애틀에 있는 최소-보안 교도소에 근무하는 심리사로부터 전화를 받았다. 참가 의지가 있는 수감자들에게 Goenka의 가르침에 근거해서 10일간의 명상집중 수련을 시행하려는 건이었다. 교도소는 1997년에 첫 과정을 시작하여 자원자를 위한 10일간의 위빠사나를 계속해서 시행해왔다. 이 과정의 전통에 따라 그들은 수련 기간 중 침묵을 지켜야 했다. 단 스승이 명상을 설명할 때, 참가자로부터 질문을 받을 때, 그리고 심신자각 명상에 대한 불교 원칙을 설명하는 매일의 "법문 (dharma talk)" 시간은 예외였다.

나에게 전화를 하였던 심리사는 교도소의 기록은 위빠사나 집중 수련을 받았던 수감자들이 과정을 받지 않은 수감자들에 비해 상습적 범행이 상당히 줄었음을 보여주고 있다고 말했다. 그녀는 나에게 상습적 범행의 위험성이 있는 알코올과 마약의 사용에 대해 위빠사나 과정의 임상적 효과를 연구하는데 흥미가 있는지 물어보았다. 우리는 Robert Wood Johnson 재단의 승인을 받아 집중 수련에 참가했던 수감자들과 참가하지 않았던 수감자들을 비교하는 연구를 하였다. 교도소에서 출소하고 3개월이 지난 결과를 보면 수련에 참가한 수감자들은 대조군에 비교하여 통계학적으로 의미있게 알코올 사용과 알코올에 관련된 해로운 행동, 코카인과 마리화나의 사용이 줄어들었고, 정신과적 증상들이 호전되었으며, 긍정적 마음이 향상되었다(Bowen et al., 2006).

우리는 어떻게 이 경험을 더 광범위한 치료적 접근으로 확장시킬 수 있을까? 비록 10일간의 위빠사나 집중 수련이 정신건강과 중독행동 문제를 가진 양쪽에 이로울 수 있지만, 많은 사람들이 이렇게 긴 기간 동안 침묵하며 집중 수련에 참석하는 것은 어렵다고 보았다. 또한 어떤 사람들은 불교적 가르침에 기초한 과정에 참가하는 것을 반대한다는 것을 알고 있었다. 이러한 문제들은 30년 전 Jon Kabat-Zinn이 Massachusetts 의과대학에서 만성 통증과 고통을 겪는 환자에게 사용했던 심신자각에 근거한 스트레스 완화 (mindfulness-based stress reduction: MBSR, Kabat-Zinn, 1990) 와 Toronto 대학교에서 재발하는 우울증 환자에게 사용했던 심신자각에 근거한 인지치료 (mindfulness-based cognitive therapy : MBCT, Segal, Williams, & Teasdale, 2002) 를 위한 프로그램을 개발하는 과정에서 다루어진 바가 있다. MBSR과 MBCT 두 프로그램은 8주간 외래환자 집단을 대상으로 시행하였다. 이들 프로그램은 비종교적인 (secular) 심신자각 명상수련과 메타인지적 (metacognitive : 인지에 대한 인지, 즉 마음의 다양한 현상을 알아차리고 자각하는 것을 말한다. – 역자 주) 대처 기술들을 훈련한다. MBSR은 신체적 통증 및 이와 연관된 불안을 그리고 MBCT는 우울증의 초기 치료 후 재발에 관련된 유발인자들을 관리하는데 도움을 주었다. MBSR과 MBCT 모두 일련의 치료 결과 연구에서 효과적인 것으로 밝혀졌다 (e.g.,Kabat-Zinn et al.,1992; Roth & Creaser, 1997; Teasdale et al.,2000).

우리는 MBSR과 MBCT의 구조와 형식에 기초를 두고, 이들과 흡사하게 Witkiewitz와 Marlatt, 그리고 Walker(2005)가 처음으로 기술한 중독행동을 치료하는 프로그램인 MBRP를 개발하였다. 이 치료의 안내에서 개략적으로 밝혔듯이, MBRP는 8주간의 집단치료로 인지행동적인 RP기술과 심신자각 수련을 통합하였다. 이 수련의 목적은 약물 사용의 유발인자들과 이들에 대한 습관적인 반응들을 더 잘 자각함으로써, 이러한 경험들과 새로운 관계를 발전시키고, 고위험상황에서 활용할 수 있는 구체적 기술을 배우는 것이다.

갈망의 반응을 처벌하기 위해 고안된 혐오치료와는 극명하게 대조적으로, 심신자각 수련은 갈망과 충동을 탐색하고 수용하도록 촉진한다. 심신자각 수련은 즉각적인 만족에 대한 욕망에 굴복하지 않는 한편, 갈망의 파도에 휩쓸려가지 않고 파도의 마루를 관찰할 기회를 준다. 나의 내담자 중 한 명은 중독(addiction)과 독재(dictation)는 같은 라틴어 어간인 dicere("권위를 가지고 명령을 하다")를 가지고 있다고 말하면서 그녀는 "나는 우울할 때 술 마시고 싶다는 생각을 여전히 해요. 그러나 명상 치료과정을 마친 이후, 나의 생각에 굴복하지 않아요. 나는 그것들을 받아들이고, 놓아버려요."라고 자신의 경험에 대한 관찰을 기술했다. 그녀는 갈망에 대처하는 수단으로서 그것을 혐오하는 대신 수용함으로써 새로운 연민 어린 접근으로 회복을 촉진하고 있는데, 이는 우리가 MBRP 프로그램을 통해 제공하고자 하는 것이다.

G. ALAN MARLATT

감사의 글

심신자각에 근거한 재발예방 (mindfulness-based relapse prevention : MBRP) 프로그램과 지침서의 개발에 도움을 준 선생님들, 동료들, 그리고 친구들에게 진심으로 감사를 드린다. 이분들은 프로그램을 개발하는데 공동의 연구, 지지, 재능, 그리고 지혜를 제공해 주었다.

MBRP의 구조와 내용은 Center for Mindfulness in Medicine, Health Care, and Society at the University of Massachusetts Medical School의 Jon Kabat-Zinn과 동료들, 그리고 그의 책 Full Catastrophe Living (1990, '마음챙김과 자기치유'로 번역되어 출간－역자 주)에 기술된 심신자각에 근거한 스트레스 완화 프로그램 (mindfulness-based stress reduction program) 의 중요한 업적에서 영향을 받았다. 또한 몇몇 연습은 Zindel Segal, Mark Williams, 그리고 John Teasdale의 심신자각에 근거한 우울증의 인지치료 (Mindfulness-Based Cognitive Therapy for Depression,2002) 에서 인용하였다.

Jon Kabat-Zinn, Zindel Segal, Roger Nolan, Judson Brewer, Lisa Dale-Miller, Kevin Griffin, 그리고 Jhampa Shaneman의 자문과 피드백을 얻은 것은 매우 큰 행운이었다. 우리의 임상 연구에 대한 감독자로 전문적 지도를 해준 Judith Gordon, Madelon Bolling, Sandra Coffman, Anil Coumar 그리고 Steven Vannoy에게 감사를 드린다. 이 프로그램의 개발에 수고한 Katie Witkiewitz, Mary Larimer, Brian Ostafin, Joel Grow, Sharon Hsu, Seema Clifasefi, Susan Collins, Scott Hunt, George Parks, Anne Douglass, 그리고 Michelle Garner에게 고마움

을 전한다. 편집에 도움을 준 Kitty Moore에게도 감사드린다. 조건 없는 지지와 영감, 그리고 매일 수련의 기회를 제공해준 가족들, 동료들, 친구들에게 감사를 전한다. 또한 우리에게 끝없는 지혜와 연민으로써 영감을 불러 넣어주고 수련의 이해와 경험을 깊게 만들어준 명상 지도자들에게 깊은 감사를 전한다. 마지막으로 신뢰를 가지고 함께 수련한 MBRP 집단 참가자들 모두에게 헤아릴 수 없는 감사를 드린다.

중독행동 연구 센터의 심신자각에 근거한 재발예방 치료 개발 (Mindfulness-Based Relapse Prevention Treatment Development) 프로젝트는 G.Alan Marlatt, PhD를 수석 연구자로 National Institute on Drug Abuse Grant No. 1 R21 DA019562-01A1의 지원을 받았다.

차 례

서 론

심신자각에 근거한 재발예방 (mindfulness-based relapse prevention:MBRP) 프로그램은 물질사용장애에 대한 초기 치료를 끝낸 사람들을 위하여 개발되었으며 인지행동적 재발예방 기술과 심신자각 명상 수련을 접목시킨 사후관리 프로그램이다. 우리의 경험에서 볼 때 이 프로그램은 입원 또는 외래 치료를 마친 후 치료목표를 유지하면서 안녕과 회복을 지원하는 생활방식을 만들고자 하는 사람에게 가장 적합하다. 이 치료 프로그램에 관심을 가지는 임상가는 심신자각 수련과 물질사용장애의 치료에 흥미와 경험을 가지고 있을 것으로 생각된다. 아마도 당신의 몇몇 내담자들처럼 당신도 물질중독과 재발을 이해하는 새로운 접근 방법이나 신선한 관점을 찾고 있을 것이다. 우리 또한 마찬가지로 파괴적인 악순환이나 다른 유해한 행동으로부터 내담자가 자유로워지도록 도울 방법을 찾게 되면서 MBRP의 개발을 위해 노력하게 되었다.

MBRP 프로그램은 중독의 덫에 걸려 고통받고 있는 사람들이 주의깊은 자각(mindful awareness : 이는 심신자각의 핵심적인 요소이다. – 역자 주)을 수련하도록 고안하였다. 이 프로그램에서 시행되는 수련은 유발요인, 습관적 패턴, 일상생활에 많은 영향을 미치는 자동적 반응에 대한 자각을 증진시키려는 의도를 가지고 있다. 이 수련은 멈추어서 현재의 경험을 관찰하고 매 순간 우리 앞에 놓인 다양한 선택들을 자각하는 능력을 배양한다. 마침내 깊이 배어 있는 파국적인 습관적 생각과 행동의 유형으로부터 자유로워지는 것이다.

MBRP 프로그램은 물질사용장애 치료에 대해 우리가 섭렵한 다양한 경험의 정점을 보여주고 있다. 그것은 또한 우리의 명상 수련의 여정과 우리의 삶에서 너무나 소중한 것들을 그들의 고통이 완화되기를 바라는 희망과 함께, 타인들에게 제공하고자 하는 열망을 나타내고 있다. 이 프로그램이 결실을 보게 된 것은 또한 심신자각에 근거한 프로그램을 개척해 온 분들의 영감과 지지 덕분이다. 그들은 이 풍부한 수련과 전통을 서구과학과 심리학, 그리고 의학에 접목하는 길을 만들어 냈다.

훈련과 준비의 기초로서 개인적 명상 수련의 중요성을 아무리 강조해도 지나치지 않다. 비록 MBRP가 인지 및 행동 심리학의 영향을 받았으나 심신자각 수련이야말로 이 프로그램과 다른 많은 물질남용 치료와의 차별성을 보여주는 것이다. 우리는 이 프로그램이 심신자각에 근거한 스트레스 완화와 심신자각에 근거한 인지치료의 전통에 따라 심신자각 명상의 기초위에 세워지기를 희망한다. 인지치료에 대한 친숙함과 경험, 그리고 중독 환자들과 작업하는 집단을 경험해보는 것이 바람직하지만 심신자각 수련에 대한 기초에 비하면 이차적이다. 프로그램 촉진자 (저자들은 프로그램을 진행하는 치료자를 facilitator 라고 부르고 있다. leader나 teacher처럼 지도하거나 가르치는 사람이 아니라 우리 모두의 내면에 이미 내재하고 있는 것이 드러나도록 촉진하는 사람이라고 이해하는 것이 어떨까? – 역자 주) 가 참가자들에게 함양하고자 하는 태도와 행동의 모델은 촉진자 자신의 수련에서 비롯되며 이것이 프로그램의 핵심이다. 우리의 경험상 간단한 지름길은 없다. 우리가 촉진자로서 MBRP가 의도하는 자질을 진정으로 구현하기 시작할 수 있는 것은 오로지 개인적 수련과 도전의 경험 그리고 그것에 수반되는 통찰을 통해서만이 가능하다.

당신이 심신자각 수련의 초심자라면 우리는 이 치료의 시행에 착수하기 전에 심신자각 명상을 탐구해보기를 강력히 권유한다. 그 출발점으로서 마지막 회기에 나와 있는 자료의 목록을 살펴보라. 책들과 오디오 레코드 뿐 아니라 경험 많은 명상 지도자의 가르침을 받고 적어도 한 번 이상 집중적인 거주 수련 (intensive meditation retreat) 에 참가하기를 권유한다. 전국의 몇몇 센터에서 집중적 거주 수련을 제공하며 통찰 명상 또는 위빠사나는 이 프로그램에 나와 있는 수련과 대부분 일치한다.

이 책의 1부에서는 MBRP 개발의 배경과 기초를 훈련과 치료를 실행했던 우리의 경험과 권유와 관련한 논의를 제공한다. 부딪쳤던 어려움들과 교훈들 그리고 앞으로 고려해야 할 쟁점들도 있다. 또한 MBRP의 효과를 평가한 초기 연구를 간략히 개관한다.

이 책의 나머지 부분은 독자들을 프로그램의 8회기로 안내한다. 이는 각 회기의 주제와 수련 및 자세한 토론을 포함하며 MBRP 참가자가 부딪치는 경험들과 일어날 수 있는 문제들에 대해서도 기술하고 있다. 또한 준비물, 회기의 구조와 개요, 유인물, 명상 안내 지침문, 일일 기록지도 목록에 들어있다. 첫 세 회기는 심신자각을 수련하고 그것을 일상생활에 접목시키는 데 초점을 맞춘다. 다음 세 회기는 현재의 경험을 수용하고 심신자각수련을 재발 방지에 적용시키는 것을 강조하고 있고, 마지막 두 회기는 자기 돌보기, 지지망, 생활방식의 균형 등으로 주제가 확장된다. 각 회기는 이전 회기에 기초하여, 회기들에서 우리가 기술한 바를 수련하도록 하였다. 이 프로그램의 구성은 촉진자가 매일 심신자각을 수련하는 것과 함께, 내담자가 회복 과정에서 만나는 일상의 어려움에 대해 새로운 전망과 기술을 제공할 뿐만 아니라 심신자각 수련을 통해 순간에서 순간으로 이어지는 자각과 연민 그리고 자유를 제공할 수 있도록 고안되었다.

제1부

심신자각에 근거한 재발예방 실행하기

시초부터 우리는 MBRP에 대해 인지행동이론에 근거한 표준화된 재발예방 치료에 심신자각 명상 수련을 통합시키는 것으로 구상했다. MBRP 과정에는 취약한 유발요인과 상황을 발견하고 그 순간에 적용할 수 있는 실제적인 기술들이 포함되어 있다. 이러한 기술과 함께 참가자들은 내적인 경험 (감정, 사고, 감각) 과 외적인 경험 (환경적인 음주 자극) 을 포함하는 모든 경험에 대한 자각을 증진시키고, 그 경험들과의 관계를 변화시킴으로써 (경험을 자각하지 못하고 경험에 끌려가는 '나'에서 경험을 자각함으로써 현명한 행동을 선택하는 '나'로 되는 변화. – 역자 주) 선택과 연민 그리고 자유의 감각을 확대시키는 심신자각 수련을 학습한다. 이 프로그램은 심신자각에 근거한 스트레스 완화(mindfulness-based stress reduction : MBSR; Kabat-Zinn, 1990)와 심신자각에 근거한 인지치료(mindfulness-based cognitive therapy : MBCT; Segal, Williams, & Teasdale, 2002), 그리고 Daley & Marlatt (2006)의 재발예방 실시 요강의 영향을 받았다. 수차에 걸쳐 내용과 구조, 그리고 형식을 수정한 후에 MBRP 참가자의 경험과 필요에 부합하도록 이 프로그램을 완성하였다. MBRP는 계속 발전하고 있으며 새로운 참가자를 받아들이면서 진화해 갈 것이다. 비록 우리가 MBRP 과정을 지금의 모습으로 기술하고 있지만, 성장하고 있는 MBRP 공동체가 더 효과적인 프로그램으로 계속해서 발전시키기를 희망한다.

다음 페이지에서 우리는 MBRP를 촉진시키면서 부딪쳤던 어려움과 교훈을 간략히 기술할 것이다. MBRP 촉진자를 선정하고 훈련하는 일, MBRP 집단을 실행하는 일, 일어날 수 있는 많은 실행계획과 이론 그리고 임상적 쟁점들을 헤쳐나갔던 경험과 생각들을 전하고자 하는 것이다. MBSR 및 MBCT의 멘토들의 경험과 충고가 우리에게 헤아릴 수 없는 유익함을 주었듯이 우리의 경험들이 이 여행을 처음 시작하고자 하는 분들에게 유용하기를 희망하면서.

MBRP 집단을 촉진시키기

스타일과 구조

MBRP 프로그램은 인지행동치료(cognitive-behavioral therapy: CBT)와 심신자각에 대한 전통적 가르침을 통합하고 있다. 이것은 매 회기에 수련과 기록지를 담고 있는 회기별 의제로 구조화된 실시 요강을 제공한다. 그러나 호기심과 창조성이야말로 이 프로그램을 실제 삶 속으로 가져올 수 있게 하는 것이다. 심신자각 명상의 스승들은 스스로 탐구하고 자신의 경험을 신뢰하도록 권유해왔다. 따라서 MBRP의 핵심원리는 가능한 한 참가자로부터 이끌어내고 체험적인 수련과 탐문(inquiry)을 통해 탐구한다. 그리하여 참가자들은 마음의 습관과 유형을 볼 수 있게 되고, 무엇이 진실인지에 대해 관찰과 경험으로부터 발견할 수 있게 된다.

탐문 (inquiry)

집단의 스타일과 구조는 직접적인 체험을 강조하도록 의도하였다. 회기는 전형적으로 체험적 연습으로 시작되며 간단한 토론 혹은 “탐문” (Segal 등, 2002)의 시간이 이어진다. 탐문의 목적은 토론을 현재의 경험에 집중시키고 그것을 재발이나 회복, 갈망 또는 생활방식 요인과 관련시키는 핵심 포인트를 유지하도록 하기 위함이다. 직접적인 경험에 초점을 두는 탐문은 심신자각 수련의 핵심적인 의도를 나타낸다. 그것은 참가자들의 토론이 해석과 스토리에 빠지지 않고 지금 이 순간에 일어나는 경험을 알아차리도록 하는 것이다. 그러나 참가자들은 그들의 경험*에 대한* 스토리를 말하는 것에 익숙하다. 촉진자 또한 종종 스토리의 내용에 대해 작업하거나 잠재적인 해결책을 제공하는 습관에 빠지기도 한다. 그러나 MBRP의 진행은 다르다. 촉진자는 참가자가 경험에 대해 해석하거나 분석할 때 또는 스토리를 말할 때 그것으로부터 방향을 돌려서 지금 이 순간의 즉각적인 경험(몸의 감각, 생각, 또는 감정)을 기술하도록 유도해야 한다. 참가자가 스토리나 개념, 그들의 경험에 대한 평가를 말하기 시작할 때, 촉진자는 명상 수련을 할 때와 마찬가지로 '놓아버리고 다시 시작할 것'을 권유하면서 참가자가 현재의 경험으로 토론의 방향을 바꾸도록 돕는다. 그리하여 탐문 과정 그 자체가 생각과 스토리에 빠져드는 마음의 속성과 다시 현재의 경험으로 되돌아오는 또 하나의 수련을 보여주는 실례가 된다.

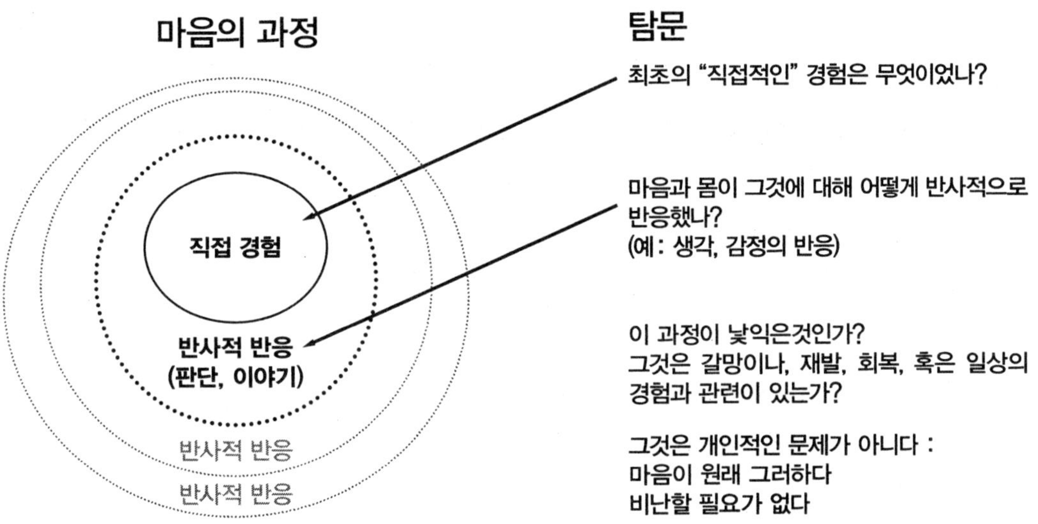

그림 1.1 탐문 과정. Zindel Segal의 허락을 받아 인용(2010년 3월 8일 개인적인 의사소통).

탐문 과정은 그림 1.1(MBCT에서 참조)에서 보는 바와 같이 직접적인 경험(감각, 또는 감정)과 경험의 확장이나 경험에 대한 반사적인 반응(이야기, 판단)을 구별하는 것에 집중한다. 경험을 직접적으로 관찰하는 것이 첫째 목적이고, 최초 경험과 그것에 대한 반사적인 반응을 반복적으로 식별하는 것을 통해 우리의 주의가 직접적인 경험에서부터 반사적인 반응으로 끌려갔을 때 이를 인식할 수 있게 된다. 이 반사적인 반응 또는 "부가하기"는 신체적(긴장, 혹은 저항)이거나 인지적(생각, 혹은 이야기)일 수도 있고 또는 감정적(절망, 혹은 갈망)일 수도 있는데 이것은 또 다른 반응들을 유발한다. 예를 들면 극심한 신체적 감각과 같은 일차적 경험 후에 '나는 이것을 할 수 없어'와 같은 그 경험에 대한 생각이 일어나고 그 후 패배감과 같은 감정적 반응이 일어난다. 이런 반응의 확산에 의해 '나는 이 집단에 오지 말았어야 했어.'와 같은 다른 생각이 계속해서 일어나게 된다.

탐문 과정은 참가자가 최초 경험(신체적 감각 등)과 생각 또는 반사적 반응을 구별할 수 있도록 해주고, 이를 통해 그들의 초점을 현재 순간에 일어나는 현상으로 반복해서 되돌릴 수 있게 된다. 수련을 통해 참가자는 그들이 이야기와 반사적인 반응의 증식에 사로잡혔음을 인식하는 것을 배우게 되며, 멈추어서 현재 경험으로 되돌아오는 선택권을 자신이 가지고 있음을 이해하게 된다. 알아차리고 현재 순간으로 돌아오는 것을 수련함으로써 우리는 자각과 비반응(nonreactivity, 습관적인 반응을 멈추는 것 – 역자 주)의 씨를 뿌리고, 마음이 야기하는 과도한 고통을 완화할 수 있게 된다.

또한 명상 중에 일어나는 경험(직접적 경험과 그것에 대한 반응 모두)이 자신에게 '낯익은 것인가 또는 생소한 것인가'하는 것을 탐문할 수 있다. 예를 들면, "이것은 보통 때의 당신의 마음과 어떤 점이 같은가, 또는 다른가?", "당신은 마음의 이러한 점에 대해 전에 알아차렸던 적이 있는가?"라고 촉진자는 묻기도 한다. 촉진자는 이 경험이 참가자의 삶과 관련이 있는지 물을 수도 있다. ("방금 경험한 것이 약물 남용 또는 재발과 어떤 관련이 있을 수 있는가?") 명상 중에 경험하는 것과 일상적인 습관적 패턴이나 행동을 연결 짓는 것은 항상 분명하지 않을 수 있으나 프로그램의 전반적인 목적과 관련하여 핵심적인 중요성을 가진다.

끝으로 탐문은 어느 한 사람의 개인적인 스토리가 아니라 마음의 공통된 경향을 탐구하고자 하는 의도를 가지고 있다. 마음의 습관을 보다 명확히 알기 시작하면 그 유형이 매우 개인적이거나 특별하게 느껴지면서 좌절감이나 결점이 있는 것처럼 느껴질 수도 있다. "무엇인가 당신의 잘못된 점"을 가리키는 것이 아니라 단지 마음이라는 것이 원래 그런 것이라는 것을 강조함으로써 우리가 자신의 마음을 좀 더 친숙하게 알게 되고 연민을 함양할 수 있게 된다. 이때 촉진자는 "이것을 경험한 또 다른 사람이 있나요?" 또는 "마음이 하는 일이 흥미롭죠?"라고 질문함으로써 이 경험이 어느 한 개인의 독특함 보다는 보편적인 것임을 재확인한다. 그림 1.1은 마음의 이러한 경향과, 탐문이 어떻게 이러한 과정에 대한 자각을 가져오는지 보여주고 있다.

숙제

매 회기마다 수련을 복습하는 숙제가 부과된다. 이 때 날마다 수련해야 하는 중요성을 강조하고 격려하면서도 자기비난과 비판(숙제를 완수하지 못한 것에 대한 – 역자 주)을 부추기지 않도록 하는 것 사이의 균형을 찾아야 한다. 지혜, 연민, 호기심을 가지고 수련과 관계된 어려움을 토론하는 것이 중요하다. 매일 해야 하는 심시자각수련이 어렵게 느껴진다면 이는 심신자각을 통한 변화의 시도가 실패한 것이 아니라 마음의 경향을 관찰할 수 있는 또 다른 기회로 보게 한다. 이러한 토론을 실용적으로, 비판하지 않고, 호기심을 가지고 수행함으로써 수련에 동반되는 어려움을 감소시키고 이러한 어려움들 역시 문제나 실패로 보기보다는 수련의 일부로 보게 된다. 촉진자는 "수련하는 것이 어려웠던 분이 있나요? 수련하지 않고 있다는 것을 알았을 때 당신은 무슨 생각이나 느낌이 들었나요?" 라고 물으면서 이러한 접근의 모델을 만들어 간다.

참여자로 하여금 수련하도록 격려할 때 촉진자가 명상의 장점을 그들에게 "팔고 (sell)"싶은 충동이 일어날 수 있다. 그런 시도는 참여자들에게 회의감과 죄의식, 그리고 저항을 초래할 수 있다. 그 대신 개방형 질문과 함께 온화하게 이끌어가는 토론을 통해 (예 : "이 수련이 재발 방지에 어떻게 도움이 된다고 생각하세요? 또는 어떻게 하면 좀 더 규칙적으로 수련하는 데 도움이 될까요?") 집단 구성원은 수련의 이유와 동기를 찾게 되고, 그 결과 참여는 증가되고, 저항은 감소된다. 이러한 형식의 토론은 더 협조적인 내담자 중심의 환경을 만드는 데 가장 효과적인 접근이다.

보조 촉진자 (Co-Facilitator)

보조 촉진자의 지지는 MBRP지도의 역동성과 어려움을 헤쳐나감에 있어 큰 도움이 될 수 있다. 유감스럽게도 집단에서 주제를 유도해 내기보다 습관적인 스타일로 되돌아가거나 "가르침"이나 "지시"의 유혹에 빠지는 일이 흔히 일어나기 쉽다. 보조촉진자는 기억을 환기시키기도 하고 다른 접근 방식이나 관점을 제공할 수 있다. 특히 치료 과정의 초기에 보조 촉진자는 서로에게서 배우고 두 가지의 다른 목소리와 스타일을 제공하는 기회를 통해 각자의 입장과 핵심 주제를 유지하고 지지해 주면서도 서로의 기술과 관점, 그리고 경험의 균형을 잡도록 도움을 준다.

촉진자 : 선정, 훈련, 개인적 수련

MBRP의 촉진자는 누구인가?

다양한 측면을 가진 MBRP프로그램을 충분히 잘 이끌어가기 위해서는 촉진자가 약물남용 치료와 집단 촉진의 경험을 가지는 것이 중요하다. 그러나 우리가 서론에서도 언급했듯이, 가장 중요한 것은 심신자각 수련의 경험과 이해다. MBRP를 발전시키고 촉진자를 훈련시키는데 있어서 우리가 가장 중요하게 여긴 것은 프로그램을 전형적인 CBT에 근거한 재발 방지 프로그램과 구별하는 것이었다. 우리는 단순하게 심신자각 연습을 부가하여 CBT에 근거한 치료 방법을 만드는 것을 경계해 왔다. 대신 우리의 의도는 심신자각 수련에 근거하는 프로그램을 만드는 것이었다. 여기에 재발예방기술은 심신자각적 접근과 일관성을 가지고 제시되고 실행된다. 집단을 시작하고 훈련하는 것, 그리고 촉진하기의 전 과정에서 일관되게 우리는 촉진자의 심신자각수련을 치료의 핵심에 두었다. 이것을 통해 우리는 이 프로그램이 치료자 사회에 독특한 공헌을 할 수 있게 되었다고 생각한다. 촉진자의 개인적 수련의 역할에 대한 더 심도 있는 토론은 뒤에서 제공될 것이다 ('개인적 수련의 중요성' 부분을 보라).

훈련

MBRP 촉진에서와 마찬가지로 촉진자를 위한 MBRP 훈련에서 우리가 의도하는 것은 심신자각 수련 그 자체를 통해 함양되는 현재 중심의, 비판단적이고 수용적인 자질들을 반영하는 것이다. 목표는 내담자들과 마찬가지로 피훈련자들에게도 무엇이 일어나든지 호기심과 평정 그리고 연민을 가지고 또한 현재 중심의 경험에 초점을 가지고 만나는 것이다. 우리는 이것이 탐구와 성장을 돕는 공간을 창조할 뿐만 아니라 프로그램을 부드럽고 유연하게 만들 수 있는 활기 있고 개방적인 접근을 할 수 있도록 하는 데에도 효과적임을 발견했다.

MBRP촉진자의 훈련은 재발예방에 대한 기초적 이론, 심신자각명상, 그리고 이들 수련의 혼합이 중요한 부분을 이루고 있다. 그러나 핵심은 체험적인 배움이다. 훈련은 몇 가지 형태가 있을 수 있다. 예를 들면 많은 촉진자가 3일간의 워크숍에 참석한다. 첫날

저녁에 이론과 원리를 가르치고 남은 이틀 간 종일 MBRP 8회기의 "실제 회기"에서 행해지는 연습과 수련을 가능한 한 많이 시행한다. 이 심도 있는 훈련 후에 촉진자들은 두 달 동안 일주일에 한 번 만나서 서로 회기를 진행하는 수련을 하고, 트레이너로부터 지도와 조언을 받는다. MBRP 치료 진행에서와 유사하게 수련과 연습이 토론에 선행하는데 각 회기의 상당 부분이 명상과 수련 자체에 배정된다. 관념에 대한 토론은 되도록 단순화하고 단지 수련 그 자체를 촉진하고 강화하기 위한 방법으로서만 상세히 논의하는 것이 목적이다. 피훈련자들은 바쁜 스케줄 속에서 시간을 내야 하는 어려움이나 마음의 지속적인 방황, 자기 의심, 안절부절못함, 졸음 등의 좌절과 장애물을 포함한 수련과 관련된 질문과 경험을 나눈다. 이러한 어려움들은 촉진자와 참가자에게 모두 나타나므로 직접 다루어보는 것이 도움이 된다.

다음의 훈련은 5일간 상주하는 집중수련 스타일의 형식이며 프로그램에 대한 깊고 풍부한 경험을 하게 한다. MBCT 훈련 모델에 영향을 받은 이 형식은 피훈련자와 촉진자가 그들의 일상생활에서 벗어나 5일 동안 함께 수련하면서 스스로에 집중하게 한다. 처음 2일은 MBRP의 연습과 수련을 통하여 피훈련자를 지도한다. 3일차는 묵언 수행에 초점을 두는데 피훈련자에게 작은 집단을 지도할 기회를 주고 트레이너와 피훈련자 간에 피드백을 주고 받는다.

마지막으로 이 워크숍 후에 피훈련자는 훈련 경험이 풍부한 경험 많은 촉진자의 안내 하에 8주간 8회기를 모두 관찰할 기회를 가진다. 우리는 이것을 강력하게 추천한다.

이 프로그램 형식이 항상 실현 가능하지는 않을지라도 촉진자들은 체험적 훈련에 참가하여 MBRP를 진행하기 전에 수련의 경험을 가질 것을 강력히 권유한다. 이 책을 통해 프로그램의 개요를 배울 수 있다. 그러나 직접 경험과 다른 촉진자들에 대한 관찰 그리고 지도감독을 받음으로써 얻을 수 있는 높은 이해의 수준을 제공한다는 것은 불가능하다.

개인적인 수련의 중요성

우리가 언급했던 것처럼 MBRP를 촉진하는 데 가장 중요한 핵심은 아마도 심신자각 명상에 대한 촉진자들의 개인적인 수련이 될 것이다. 다른 사람의 수련을 도울 수 있는 힘은 자신의 생생한 경험과, 유사한 어려움들을 겪었던 과거 경험 등으로부터 나온다. 그것은 단순히 치료 매뉴얼을 이해한다거나 간단한 워크숍에 참석한다고 가능한 것은 아니다.

종종 치료자들은 MBRP 촉진자 훈련과정의 초기부터 명상 수련을 시도할 것이다. 그렇지만 모든 임상가들이 알다시피 지속적인 수련에는 어려움이 따르며 가끔 몇 달 또는 수년까지도 시간이 걸린다. 가장 훌륭한 의도를 가졌음에도 불구하고 명상수련의 신입 촉진자들은 가끔씩 시간의 제약을 받는 것 (규칙적인 명상을 위해 시간을 내는 것) 에 불만을 갖기도 하고 심신자각에 대한 기대나 잘못된 개념들, 그리고 불편감, 의심, 주관적 판단 등에서 비롯되는 갈등을 겪는다. 비록 이러한 어려움들이 명상의 여정에서 흔히 경험되는 것이지만 집중적인 거주수련의 경험이 없다거나 스승이나 수련집단의 도움을 받은 경험이 없는 피훈련자들은 용기를 잃게 되기 쉽고 목표를 향해서 나아가기 어렵게 될 수 있다. 그래서 우리는 이 수련을 처음 접한 사람들은 먼저 책들과 프로그램의 8회기에 제시된 명상 녹음의 목록들을 참조하도록 하고, 통찰 명상이나 위빠사나, 또는 전통적 명상으로 7일 또는 그 이상의 거주 집중 수련에 최소 한 번 이상 참석하도록 권유한다. 수련을 통해 우리는 경험과 관계 맺는 다른 방법을 발견하게 되는데 그 자체가 변화의 잠재력을 가지고 있다.

명상의 과정이 내면적으로 진행되는 속성이 있는 까닭에 경험이 있는 촉진자조차도 개인의 경험과 수련에 대한 이해를 평가하는 것이 어려울 때가 있다. 수련의 의미를 일부만 이해한 촉진자는 참가자들의 질문이나, 잘못된 개념들, 의심들에 대해 능숙하게 반응하지 못할 수 있다. 예를 들면 초기 회기에서 일어나는 가장 흔한 관심사 중 한 가지는 수련이 나에게 고요하고 평화로운 느낌을 가져다줄 것이라는 기대인데 생각이나 감정들, 또는 신체적 경험들에 의해 마음이 산만해지면 내가 “잘못 하고 있다.”거나 “효과가 없다.”고 느낀다는 사실이다. 훌륭하게 개인 수련을 수행했던 촉진자라면 자신의 경험을 이끌어내고 참가자가 그들 자신의 문제에 대해 잘 표현하지 못한다 하더라도 그 어려움들을 예상하고 같이 살펴볼 수 있을 것이다. 다음 예문에서 촉진자는 가끔씩 개인의 체험에 기초하여 아주 미묘한 것들을 집어내고 있는 것을 보여준다. (이 대화들과 앞으로의 모든 대화 기록은 MBRP 회기에서 발췌한 것이며 익명성과 명료함을 위해 편집된 것이다).

참가자 : 나는 당신이 준 CD를 매일 연습했지만 단지 매번 10분 정도 밖에 할 수 없었어요.

[이 시점에서 촉진자는 매일의 수련을 잘하고 있는지 참가자를 평가하고 있었다. 명상 중에 일어나는 자신들의 반응을 자각하고 있고 거기에 익숙한 사람들에게 마지막 10분 동안 일어나는 것이 무엇인가 하고 묻는 다음 단계로 들어간다.]

촉진자 : 그래서 매일 CD와 함께 수련할 수는 있었군요. 그런데 당신 일과에 이런 새로운 것을 위한 공간을 마련하기는 쉽지 않았을 거여요. 나는 당신이 CD를 끄기 전에 무엇을 알아차렸는지 그게 궁금해요.

참가자 : 나는 단지 일어나고 싶었고 다른 것을 하길 원했어요.

촉진자 : 안절부절못하는 느낌이 있었나요? [탐문 과정의 첫 단계로 방향을 바꾼다. : 즉각적인 신체적, 감정적, 또는 인지적 경험에 대한 자각으로.]

참가자 : 네. 맞아요!

촉진자 : 그것이 어떻게 느껴지던가요?

참가자 : 조바심 같은 느낌인데요. CD의 목소리나 호흡에 집중하기 어렵고 앉아 있기 힘들었어요.

촉진자 : 몸의 어느 특정 부위에 그런 감각이 있었나요?
[즉각적인 경험에 대한 탐색을 계속한다.]

참가자 : 손에는 명확했고요. 그 밖에 다른 부위들도.

촉진자 : 음. 기억해본다면 손에 느껴졌던 감각은 어떤 것이었어요?

참가자 : 일종의 저림과 뒤틀린다는 느낌이었어요.

촉진자 : 안절부절못했을 때 거기에 대해 당신은 어떤 반응을 보였는지 기억하시나요? 그것에 대해 어떠한 생각이라도 있었나요? [즉각적인 경험에 대한 반응을 물어본다.]

참가자 : 네. 일종의. 나는 10분 이상 앉아있지 못하는 것에 대해 약간 창피스러운 걸 느꼈어요.

촉진자 : 그래요. 당신은 약간의 수치감이 일어나는 것을 알아차렸군요. 생각은 어땠어요? 기억나는 생각들이 있나요? [사고와 감정을 구별해준다.]

참가자 : 내가 이걸 더 할 수 없을 것 같고 일어나야만 한다는 그런 생각들인 것 같았어요.

촉진자 : 좋아요. 손이나 신체의 다른 부위에서 느끼는 불안감들, 일어나서 뭔가 하고 싶은 충동들, 나는 이것을 할 수 없으며 일어나야만 한다는 생각들이 있었군요. 약간의 수치감을 알아차린 것도 같고요. [신체적, 감정적, 인지적 반응들을 강조한다.]

참가자 : 네. 나는 10분 이상 더 길게 앉아 있을 수 있어야 한다고 느꼈어요.

촉진자 : 그럼 "나는 더 오래 앉아 있어야 해."라는 생각을 했나요? [생각과 감정의 차이를 구별한다.]

참가자 : 네. 그 모든 것들이 일어났었어요.

촉진자 : 우리가 호흡을 알아차리는 것과 동일한 주의와 호기심을 가지고 그러한 경험을 단순히 알아차린다는 것은 어떤 것일까요? 안절부절못한다는 것이 진실로 어떠한 것인지 그리고 그것에 대한 당신의 반응은 무엇인지 알아차리도록 하세요. 그리고 약간이라도 그것을 완화시킬 수 있는지, 단순히 그것이 거기에 존재하도록 허용하면서 관찰할 수 있는지 보세요. 그때 당신은 일어서지 말지 선택할 수 있게 되지요.

이상의 대화에서 촉진자는 경험의 신체적, 감정적, 인지적인 부분들을 자각하게 하고 일어나는 충동에 대한 자각을 강조하고 있다. 그녀는 참가자로 하여금 최초 경험과 이어지는 몇 가지의 반사적인 반응들을 인식할 수 있도록 돕고 있다. 그녀는 또한 명상 중에 또는 명상과 관련하여 무슨 일이 일어나든지, 참가자가 가져야 할 호기심, 개방성, 그리고 비판단적 자세에 대한 모범을 보이고 있다. 이것은 참가자의 경험을 인정하면서 수련에 대한 이해를 심화시킴으로써 심신자각을 격식적인 명상에서는 물론 모든 경험으로 확장시킨다. 그녀가 문제 해결에 신경을 쓰지 않는 것에 주목하라(예 : 더 오래 앉아 명상하는 방법에 대한 제시).

자기 자신의 내적 세계를 항해하는 개인적 경험 없이는 촉진자는 필요한 수준의 자각이나, 호기심, 혹은 수용 등의 대응을 보이지 못한다. 명상에 대해 초심자인 촉진자들은 자신이 "옳다"고 느끼는 것이나 질문에 대한 논리적인 답변에 빠지기도 하고 "잘" 해야 한다는 미묘한 메시지를 전하거나 참가자가 가지고 있는 수련에 대한 오해를 놓치는 우를 범할 수 있다. 이것은 참가자들이 깊은 이해와 경험을 할 수 있는 기회를 놓치는 결과를 초래할 수 있다.

또한 새로이 시작하는 촉진자에게 어려운 점은 회기 중에 명상 실기를 이끄는 것이다. 촉진자는 자신의 경험에서부터 자연스럽게 명상을 이끌어야 하고 명상안내서나 읽거나 "명상적 음성"을 가지고 특정한 상태를 유도하려 해선 안 된다. 명상수련의 폭넓은 경험을 가진 촉진자들은 현재 이 순간, 그들 자신만의 진실 된 경험을 토대로 해서 아주 쉽게 명상을 이끌어간다. 이것은 촉진자와 참가자 모두의 수련에 생명력을 가져오게 할 뿐만 아니라 "교사"에서 함께 수련하는 사람으로 역할의 변화를 가져오게 하는데 이를 통해 집단의 동맹과 동지애가 증진된다. Kabat-Zinn이 언급했던 것처럼 개인적 수련의 기초가 없거나 자신이 가르치고 있는 것을 체현하지 않고 가르치려고 하는 시도들은 심신자각의 근본적이고 변용적인 핵심을 잃어버리고 겉만 흉내 내는 위험성이 있다.

MBRP와 12단계 접근법

12단계 지향 프로그램의 환경 안에 있거나 12단계 회복에 관여하고 있는 참가자에게 MBRP를 시행하는 데에는 몇 가지 어려움이 있다. MBRP와 12단계 철학사이에 갈등은 없다. 사실 받아들임에 대한 강조와 개인적 조절을 놓아버리는 것 그리고 기도와 명상을 강조하는 점 등 몇 가지 점에서는 공통점이 있다. 그러나 서로 상이한 점도 있다. 예를 들면 AA, NA 및 다른 12단계 접근법들의 철학적 기초는 중독의 질병모델과 영성모델을 결합한 것으로 물질남용 및 의존을 뇌의 만성적 및 진행성 질병으로 본다 (Spicer, 1993). 이 질병에 이환된 개인들은 "중독자"나 "알코올중독자"같은 라벨을 인정하고 그들이 질병에 무력하다는 것을 받아들이도록 권유받는다. 또한 그들은 회복과정에서 그들을 돕는 위대한 힘의 도움을 요청하도록 권유받는다. 이와 반대로 MBRP에서는 라벨을 붙이거나 좋은 것이나 나쁜 것과 같은 개념을 사용하지 않으며 단지 지속적으로 관찰하면서 수용하는 것을 강조한다. 또한 MBRP는 인지 행동적 재발예방의 요소들을 포함하고 있으며 자기 효율성을 향상시키고 물질사용에 선행하는 생각과 행동을 탐구하여 대처기술을 향상시킴으로써 개인의 힘을 실어 주는데 초점을 맞추고 있다. 이러한 요인들이 함께 작용하여 선택과 힘에 대한 자신감을 증진시키고 보다 향상된 자기인식과 수용 그리고 연민을 통한 행동을 하도록 한다.

12단계 모델과 MBRP 사이의 가장 근본적인 차이점은 아마도 단주에 대한 접근방법에 있을 것이다. AA나 NA 참가자들은 단주에 대한 헌신을 요구받지만 MBRP에서는 단주를 요구하거나 그것이 치료집단에 참여하기 위한 조건은 아니다. 내담자는 종종 그들 개인의 목표를 스스로 세우게 되는데 완전한 단주를 목표로 할 수도 있고 그렇지 않을 수도 있으며 단주를 향해 점진적으로 나아가는 것을 선택할 수도 있다.

재발예방 접근법에서는 재발에 대해 터놓고 토론한다. 그것은 "재음주"(lapse)라고 부르는, 일정 기간의 단주 후 처음으로 음주했을 때의 선행사건과 그 이후에 무슨 일이 일어났는지에 관해 초점을 맞춘다. 재발예방 모델에 따르면 재음주 직후에 빈번하게 자신이 정해놓은 규칙을 위반했을 때 전형적으로 경험하는 자기비난, 죄책감, 조절능력의 상실 등, 단주위반효과라고 일컫는 현상이 발생한다.(예: "나는 이미 실패했고 그래서 갈 데까지 가볼까 생각한다."; Curry, Marlatt, & Gordon, 1987). 재발예방은 재음주의 위험을 강조하는 한편, 재음주 이후에라도 효과적인 대처를 선택할 수 있고 원래의 목표로 돌아갈 수 있다는 것을 인식시키기 위해 노력한다 (Marlatt & Witkiewitz, 2005).

이와 비슷하게 MBRP는 단주를 강하게 지지하고 있지만 스스로 어떤 변화를 선택할지는 자신의 몫이다. MBRP는 사후 (aftercare) 프로그램으로 디자인되어 있어서 참가자들이 이미 치료과정을 경험했기 때문에 자신들의 목표를 분명하게 결정했을 수도 있고, 혹은 법적 체계나 치료프로그램의 목표에도 부응해야 할 수도 있다. 그렇지만 MBRP접근은 "목표"를 항상 다룰 필요는 없다. 심신자각에 기초한 수련을 통해 참가자들은 자신의 생각이나 감정반응 그리고 행동양식들을 잘 파악할 수 있게 된다. 그리하여 이를 통해 어떤 사람들에서는 물질사용 패턴의 감소와 변화가 일어나며 다른 사람들에서는 완전한 단주도 가능할 수 있다. 재음주는 변화과정에서 흔히 일어나는 것으로 간주하며 실패나 원래대로 돌아가는 것이라기보다 학습의 기회로 본다. 그렇지만 MBRP의 무엇보다 중요한 초점은 자각을 향상시키는 것이며 이를 통해 개인의 욕구와 다양한 치료프로그램의 목적을 고려할 수 있는 융통성을 얻는다.

이런 차이점에 대한 탐구는 난해할 수 있다. 특히 우리는 재음주, 한 번의 중독물질 사용은 재발 순환 경로와는 구별되어야 한다는 점을 6회기의 재발 순환 경로에 대한 토론에서 명백하게 다룰것이다. 이 지점에서 재발에 대한 어떤 모델이나 이론들을 제시하기보다는 이런 관점들을 토론하도록 집단에 맡기는 것이 유용할 때가 있다. 참가자들은 이전의 재발에 대한 경험들과 초기 재음주를 이끌었던 특정한 사건들에 대해 이야기를 나눈다. 이것은 종종 일련의 사건을 다양한 관점에서 좀 더 체계적으로 토론하게 함으로써 멈추어서 자동모드에서 벗어나고 습관적 행동의 사슬을 끊을 수 있는 기회가 되기도 한다. 그리하여 우리는 상호 협동적으로 재발과정에서, 특히 재음주 이후 생각이 얼마나 강력한 역할을 할 수 있는가에 대한 토론으로 자연스럽게 흘러가게 된다. 여기에는 심신자각이 이러한 패턴을 변화시키는 데에 어떠한 잠재적인 장점을 가지는지에 대한 토론이 포함된다.

근본적으로 12단계와 MBRP접근은 양쪽 모두 개인의 현재 행동 및 인지적 습관이 고통을 발생시키고 있다는 사실과 물질남용이라는 피난처가 궁극적으로 잘못된 것이라는 것을 깨닫게 하는 것으로 시작한다. 두 프로그램 모두 우리가 조절할 수 있는 것과 할 수 없는 것을 구별하는 지혜를 발전시키고 조절 할 수 없는 것을 받아들일 수 있도록 촉진한다. 마지막으로 이 프로그램들은 둘 다 유사하게 재발에 대한 취약성을 증가시키는 신체나 마음의 상태 (예 : 고독감, 피곤함) 나 문제를 일으킬 수 있는 습관적 행동들을 인식하도록 한다. 그들은 도움이 되지 않는 유형에 집착하는 마음의 경향들 (예 : 12단계 접근법에서의 "원망"이나 MBRP에서의 "판단"이나 "이야기들") 이 궁극적으로 더 많은 고통과 재발의 위험을 증가시키고 있다는 것을 인식하고 있다.

수련 계획

이론적이고 형식적인 문제들 이외에도 MBRP를 수행함에 있어 특히 치료 기관과 관련하여 몇 가지 실제적인 문제가 있다. 여기에는 시간표, 물질 사용을 보고하는 합법성, 참가자의 동기, 수련의 장애물들이 포함된다. 우리는 여기서 직접 경험을 했던 문제들과 종종 질문을 받게 되는 몇 가지 토론의 주제를 제시해본다.

시간

기관에서 운영하는 집단들의 타이밍과 시간에는 제한점이 있다. 대개 두 시간은 각 회기의 윤곽을 잡기에는 충분한 시간이지만 그보다 짧으면 수련이나 토론에 어려움이 있고 15~30분이 더 있으면 좀 더 심층적인 경험과 관찰을 탐구할 수 있다. 시간표를 짤 때 우리는 가능한 시험적으로 좀 더 회기를 길게 가져가라고 추천한다 (2.5시간 회기가 종종 MBSR이나 MBCT에 사용된다). 집중적 거주수련을 경험한 심신자각 피훈련자들이 알고 있듯이 수련을 지속적으로 길게 하는 것은 많은 이점을 가지고 있다. 그러나 기관이나 연구소 환경에서는 시간과 공간의 제한으로 이런 기회를 가지는 것은 어렵다.

법적 문제들

법원의 명령에 의해 물질남용 프로그램에 참여한 사람들은 종종 복잡한 동기로 인해 개방적인 토론이 어려울 수 있다. 이것은 MBRP가 지향하는 정직함, 개방성, 비판단적 태도에서 벗어나는 것이다. 게다가 물질 사용이 재발되어 다시 시작하려는 참가자들을 저해할 수 있다. 이상적으로 집단은 치료 과정 중에 일어나는 재음주에 대해 토론할 수 있어야 하며 단주 기간 중의 재음주라 하더라도 참가자들을 수용하고 지지할 수 있어야 한다. 이것은 그 상황에서 일어나는 마음의 움직임을 관찰할 수 있게 함으로써 가능한 한 스스로 판단해서 다시 시작할 수 있도록 강화 시킨다.

숙제

일상생활에 MBRP수련을 접목시키기 위한 기본과정으로 집단 회기의 풀타임 참가자에게 숙제를 할당한다. 매일 명상을 하도록 권유하고 규칙적으로 집단에 출석하도록 지지하고 강화하는 것은 8주 내내 강조되는 핵심적인 사항이다. 종종 참가자들은 처음 몇 주 동안은 음성녹음 명상안내에 너무 심하게 의존할 수 있지만 점차 안내 없이 침묵 상태에서 수련을 계속할 수 있게 된다. Jon Kabat-Zinn이 만든 명상 CD들을 사용할 수도 있지만 촉진자 자신의 독특한 음성녹음을 만들어 사용하는 것이 많은 잠재적 이점들을 가진다. 예를 들어 참가자들은 종종 촉진자의 친숙한 목소리를 선호하며 회기와 회기 사이에 녹음된 명상지도를 일정하게 유지함으로써 수련에 깊이 몰두하도록 돕는다. 또한 참가자들은 종종 여성의 음성을 선호하기도 한다. 마지막으로 명상시간의 길이가 다양한 것들이 유용할 수 있으며 자신이 녹음한 CD를 사용할 경우 자애나 메타 명상 같은 특정한 내용이나 음주 갈망과 욕구에 특별히 맞추어진 명상을 포함 시킬 수 있다. 그래서 가능하면 촉진자는 자신의 CD를 녹음하도록 권고하는데 예를 들어 우리는 전형적으로 다음을 포함하는 4가지 CD를 제공한다.

*CD 1 : 보디 스캔

*CD 2 : 호흡 명상, 산 명상, 깨어있는 호흡 공간 (SOBER Breathing Space), 충동의 파도타기 (Urge Surfing)

*CD 3 : 정좌명상 (호흡, 소리, 감각, 생각, 감정을 자각하기), 동작, 종소리와 침묵 (침묵 속에서 수련하기 원하는 사람들을 위해 10분, 20분, 30분에 종을 울린다.)

*CD 4 : 자애 명상

참가자들이 처한 삶의 상황들로 인해 매일 규칙적으로 수련하는 것이 어려울 수 있다. 예를 들어 그들의 문제와 불안정한 처지로 인해 명상에 필요한 시간과 공간을 마련하기 쉽지 않을 수 있다. 우리는 그런 사람들에게 저렴한 녹음 재생 장비를 빌려주고 수련하는 시간과 장소에 대한 좋은 아이디어를 집단에서 이야기할 수 있는 기회를 가지도록 했다. 비록 어떤 참가자들에게는 생활조건이 정말 어려운 장애물이지만 대다수는 상황의 한계 안에서 작업할 수 있고 일상생활 속에서 규칙적인 수련을 접목시키는 창조적인 길을 찾아낸다. 예를 들어 버스를 타고 가는 동안 명상을 한다든지, 도서관에 가서, 심지어는 주차된 차 안에서 수련을 함으로써 그들은 혼란스런 집으로부터 나와 명상할 수 있는 여유를 찾는다. 어떤 기관이나 클리닉에서는 참가자들의 명상을 돕기 위해 현장에서 시간과 장소를 제공하기도 한다.

출석

집단에 규칙적으로 출석하는 것은 심신자각 기술과 수련법을 배우는데 아주 기본적인 요소다. 놀라울 것도 없이 한 번 결석하는 일이 생기면 그다음 회기에 참여도가 떨어진다. 우리는 이러한 사실이 특히 맨 첫 회기에 잘 해당된다는 것을 발견했다. 첫 회기를 놓친 사람들은 치료과정을 결코 "따라잡지" 못하거나 집단의 전 과정에 참여하지 않는 경우가 생긴다. 빠진 회기를 보충하는 내용과 수련법들을 챙겨주는 노력에도 불구하고 우리는 회기의 실시간에만 배울 수 있는 경험과 수련이 있다는 것을 알게 되었다. 또한 집단에서 경험과 토론을 나누는 것은 수련에 대한 더욱 깊은 이해와 참여를 위해 소중하고 필수적이다.

성별과 집단의 크기

구조화된 MBRP 실시 요강에서는 성별에 따라 집단을 구성하지는 않지만 처음 집단을 구성할 때 고려할 가치가 있는 사항이다. 남녀가 섞인 집단과 분리된 집단에서 수련을 촉진해 보면 특히, 대인관계의 외상 과거력이 있는 여성들에게는 성별로 특정화한 집단이 더 많은 도움이 된다는 것을 경험한다. 우리는 한 집단을 보통 18명 정도로 정하지만 경험상 이상적인 집단 크기는 6-12명 정도다. 이보다 크면 각 개인의 경험, 질문, 관심 등을 표현하는 시간이 줄어들 것이고 따라서 촉진자들이 프로그램에서 기본적으로 다루어야 하는 질문에 충분한 시간을 주고 계획된 연습을 소화하기에 다소 문제가 있다. 그 반면에 6명 이하의 소수 집단에서는 참가자들이 많은 지지와 인정을 제공해 주는 다른 사람들의 경험을 배울 기회가 적다.

과정에 앞선 모임

구성원의 보유와 치료 동맹의 증진을 위해 치료과정을 시작하기 전에 각 참가자들과 간단한 개별적인 만남을 가지는 것이 도움이 된다. 이는 참가자들의 기대를 명확하게 평가할 수 있고 치료과정에 전념해야 하는 이유에 대한 타당한 설명을 해줄 수 있으며 질문이나 염려하는 것들을 이야기할 수 있는 기회가 된다. 우리는 전형적으로 치료과정의 기본 구성에 대해 설명하며 숙제의 중요성에 대해 강조하고 동기를 평가하며 예상되는 방해 요인을 다루게 된다. 과정에 대해 무엇을 "팔려고" 하기보다는 동기를 가지고 스스로 전념하도록 도움을 준다. 이렇게 간단한 만남조차도 흥미와 헌신을 증가시키고 관계와 참석률을 향상시키는 것 같다.

고려해야 할 쟁점들

우리는 MBRP를 기획하고 훈련하고, 착수하며 평가하는 과정을 통해 실질적이고 가치를 따질 수 없는 교훈들을 얻었다. 그러나 우리가 계속해서 탐구해야 할 몇 가지 영역과 쟁점들이 있는데 그중 몇 가지를 기술해본다.

자애

메타(Metta) 또는 자애는 위빠사나 명상의 뿌리가 되고 있는 테라바다(불교부파의 하나인 상좌부－역자 주)전통의 핵심 수련법이다. 이 수련법은 자기 자신이나 친구, 사랑하는 사람들, 모르는 사람 또는 일반적인 사람들, 어려운 사람들, 궁극적으로 모든 존재들에 이르기까지 그들에 대한 친밀하고 친절한 태도를 함양하고자 하는 의도를 가지고 마음속으로 반복하는 일련의 구절에 주의를 집중하는 것이다. MBSR이나 MBCT에서는 위빠사나 명상의 중심적인 몇 가지 기본적인 수련법과 기술들이 포함되어 있지만 명백한 메타 수련법들은 전형적으로 포함되어 있지는 않다. 유사하게, 우리도 MBRP 발달의 초창기에는 메타 수련법을 포함시키지 않았다. 우리가 이에 대한 의문을 갖기 시작한 것은 몇 개의 집단을 진행해보고 나서였다. 물질남용 병력을 가진 사람들은 자기-판단과 자기-비판이 만연되어 있고 매우 뚜렷했다. 그들은 사회와 가족으로부터 경험했던 판단과 낙인들을 내재화할 뿐만 아니라 약물 사용 후에 일어난 부정적인 결과들에 대해 자신을 용서하는 데 많은 어려움을 겪고 있었다. 그래서 우리는 회복과 치유의 핵심으로 자신에 대한 친밀함과 온화함을 함양하는 것이 필요하다는 것을 알게 되었다. 우리는 몇 가지 명상 지침문에 메타와 용서에 관한 것을 포함시켰고 마지막 회기에는 격식적인 메타 수련을 포함시키기 시작했다. 비록 아직은 프로그램의 이런 요소들을 지지해주는 경험적인 연구들이 없지만 우리는 이것을 포함시키는 것을 강하게 추천하고 있다.

신체적 자세

수련 자세는 사소하게 보일지 모르나 중요한 요소로 고려할 필요가 있다. 비록 몇몇 참가자들은 신체 문제로 의자에 앉는 것을 선택하지만 대다수는 마룻바닥에 쿠션이나 매트 또는 베게 같은 것을 사용한다. 바닥에 앉는 것은 종종 친근한 분위기를 조성하고 경험을 공유하게 하며 촉진자의 역할을 권위적인 것으로부터 명상을 함께 수련하는 동등한 것으로 변화를 가져올 수 있다. 그렇지만 그것은 또한 심신자각 수련은 어떤 특별한 자세를 요구하며 일상생활보다는 "쿠션 위에서" 시행되는 어떤 것이라는 관념을 무심코 조장할 수도 있다. 마루에 앉거나 누우면 또한 졸리거나 쉽게 부주의해질 수 있다. 의자 밑에 자푸나 비슷한 쿠션을 깔아놓는 것은 수련의 형식을 어느 정도 유지하면서도 실험적인 앉기 자세가 될 수 있다. 우리는 촉진자들이 집단에서 직접 그들 자신이나 참가자들에게 제일 잘 맞는 자세를 찾도록 추천한다.

외상의 과거력 다루기

외상의 과거력이 있는 사람들에 대한 유용성과 안전성의 문제는 보편적이고도 중요한 사항이다. 모든 참가자들에 대한 안전한 환경을 조성하는 것이 매우 중요하겠지만 외상의 과거력이 있는 경우나 안전과 신뢰가 중요한 사람들에게는 특히 필수적이다. 무엇보다도 수련의 의도가 가장 중요한데 그것은 명료하게 보는 것과 연민을 배양하는 것이다. 우리는 특히 고통스러운 경험에 대해 호기심과, 현존, 그리고 온화함을 가지고 지금까지와는 다른 방법으로 관계를 가지는 것을 수련하려고 한다. 비록 불편하거나 어려움이 있을 수 있지만 이 수련들이 결코 위협적으로 느껴지지 않아야 하며, 따라서 안전하고 지지적인 환경에서 가장 잘 촉진된다. 이를 지원할 수 있도록 수련을 개별화하는 것이 좋다. 참가자들은 의자에 앉거나 눈을 뜨는 것을 선택할 수 있어야 한다. 특히 외상의 과거력이 있는 사람들을 맨 첫 회기부터 바닥에 눕게 하는 것은 당황스러운 느낌을 주고 안전감과 편안함을 저해할 소지가 있다. 몇몇 참가자들은 명상 내내 눈을 뜨는 것이나 앉아서 하는 것 보다는 걷는 것을 선호할 수도 있다. 참가자들은 자신들의 욕구에 가장 잘 맞추어진 수련의 형태를 선택할 수 있어야 한다.

폐쇄집단 대 개방집단 (“closed" vs "rolling" groups)

현재 진행되는 MBRP 프로그램은 참가자들이 첫 회기부터 시작해서 마지막 회기까지 계속하는 폐쇄 집단 형식이다. 이 수련은 이전 회기에서 배운 것이 다음 회기의 바탕이 되어 연속적으로 유지되도록 고안되어 있다. 그렇지만 우리를 비롯한 또 다른 동료들은 다른 형식을 실험해 보았는데 – 예를 들어 4주차에 신입 참가자를 받아들여 입문회기를 제공하거나 (Brewer 등 2009) 참가자들이 어느 시점이든 들어가고 나갈 수 있는 개방형 과정을 시행해 보았다. 비록 8주 전 과정을 처음부터 경험하는 폐쇄 집단 형식이 많은 이점들이 있지만 개방 형식은 치료과정에 더 많은 참가자들을 참여시키고 경험 있는 참가자들이 새로운 참가자들에게 정보를 주거나 지지해주는 것을 가능하게 한다. 우리는 여러 가지 다양한 형식으로 시행하여 그 경험을 통해 배우기를 기대한다.

심신자각에 근거한 재발예방 프로그램(MBRP)에 관한 연구

워싱턴 대학의 중독행동연구센터에 있는 우리 연구팀은 최근에 한 지역 사회 치료기관에서 이 책에 소개된 8주 MBRP 과정과 표준적인 회복기 치료 집단을 비교하는 무작위 대조 예비 연구를 시행했다(전문을 보기 위해서는 2009년 Bowen 등의 연구를 보라). 동 치료기관의 표준적인 회복기 치료는 12단계 철학에 기초하여, 과정-지향 (process-oriented) 집단 및 정신교육 (psychoeducational) 집단 두 가지 모두가 포함되어 있었다. 이들은 슬픔과 상실, 자기주장, 자존감, 목표 설정하기, 합리적으로 사고하기 및 재발예방 기술 같은 주제들을 다루고 있다. 모든 연구 참가자들은 (총 168명) 알코올 및 다양한 약물사용장애로 최근 집중적인 입원치료 또는 외래치료를 마쳤으며, 그들은 도회지에서 치료받는 인구집단의 다양한 단면을 대표했다. 기관 내담자들 중 몇몇은 노숙자였으며, 상당수가 법적 치료 명령을 받았다. 연구 표본은 남성이 많았으며 (64%), 평균 나이는 40세였다. 표본 집단의 인종은 대부분이 백인 (52%), 아프리카계 미국인 (30%), 또는 북미원주민 (10%)이었다. 약 72%는 최소한 고등학교 교과과정을 이수했다. 그러나 41%는 직업이 없었고, 그리고 62%는 소득이 연간 4,999달러보다 적었다. 비록 이들 중 많은 사람이 다중 약물 사용자였지만, 주로 사용한 물질은 알코올 (45%) 이었으며, 그다음으로 코카인/크랙 (crack) (36%) 과 필로폰 (14%) 이 많았다.

연구 지원자들은 8주 MBRP 과정에 참석하거나 또는 동일한 기간 동안 그들이 현재 받고 있는 표준적인 회복기 치료 집단에 계속 남도록 무작위로 배정되었다. 배정에 관계없이 모든 참가자들은 치료 기관이 권고한 추가적인 자조 집단에 계속해서 참석하도록 권유받았다. 8주 프로그램을 종결하고 난 후에 MBRP 참가자들은 그들의 표준적인 회복기 치료 집단으로 되돌아갔다. 표준적인 회복기 치료에 배정된 사람들은 연구 종료 시점에서 무료로 MBRP 과정에 참석할 기회를 가졌다.

연구 기간 동안 참가자들은 여러 시점에서 몇몇 평가를 완료하도록 요청받았다. 그들은 치료를 시작하기 이전 60일 동안의 물질 사용과, 치료 직후(8주 프로그램 직후), 그리고 마지막으로 치료 후 2개월과 4개월 후 그들의 물질 사용에 대한 보고서를 제출했다. 각각의 시점에서 물질 사용과 연관된 결과들, 갈망, 우울, 불안, 그리고 심신자각 및 수용의 수준에 대한 평가가 이뤄졌다.

MBRP에 대한 이 첫 번째 무작위 대조 연구의 중요한 목적은 프로그램의 시행 가능성을 평가하는 것이었다 : 참가자들이 잘 견딜 수 있는 것인지? 그들이 치료 회기에 참석하고 일일 명상 수련에 참여하며 할당된 숙제를 회기 후에 완수할 수 있는지? 우리의 결과는 MBRP 참가자들의 평균 치료 회기 참석률이 65%였음을 보여주었다. 대다수(86%)는 치료 프로그램 직후에 할당된 명상 훈련 숙제를 시행했고, 상당수(54%)가 치료 종결 후 적어도 4개월 동안 명상 수련을 지속했다(일주일에 평균 4.74일 그리고 하루 약 30분 동안). 마지막 회기에 시행된 피드백 설문지의 결과는 긍정적이었다. 참가자들은 그 과정을 자신에게 매우 중요한 것으로 평가했고(0-10점 척도에서 평균 8.3점), 그리고 수련을 지속할 가능성 또한 보디 스캔, 정좌, 그리고 요가를 포함한 격식 명상 수련(10점 만점에 8.9점) 및 충동의 파도타기와 "호흡 공간"과 같은 비격식 명상 수련(10점 만점에 8.9점) 모두에서 높게 평가했다.

이는 프로그램에 대한 명백한 수용성과 시행 가능성뿐만 아니라, 전도유망한 결과를 시사한 것이다. MBRP 참가자들은 표준적인 회복기 치료를 받는 사람들과 비교했을 때 4개월 동안의 추적 기간 동안 갈망이 훨씬 더 감소하였음을 보여주었다. 그들은 또한 수용(acceptance) 및 자각과 함께 행동하는 경향이 상당히 증진되었다고 보고했다. 이러한 변화들은 고도로 습관화된 반사적으로 반응하는 행동 양식에서 벗어나 더 능숙한 행동을 선택하는 능력과 함께 유쾌하고 불쾌한 경험 모두에 대한 수용 및 유발요인에 대한 자각을 증진시키는 등 MBRP의 몇 가지 핵심 목표들과 일치하는 것이다.

끝으로, 두 집단 모두에서 알코올과 약물을 사용한 일수가 전반적으로 감소하였다. 그런데 MBRP 집단에서 물질을 사용한 일수는 8주 과정 동안 평균 0.06일로 표준적인 회복기 치료 집단의 2.57일에 비해 상당히 큰 폭으로 감소되었다. 이런 차이는 치료 후 2개월까지 유의미하게 지속되었으나(MBRP 참가자들은 2.08일 사용한 반면 표준적인 회복기 치료 참가자들은 5.43일 사용), 4개월째 MBRP 집단의 사용 일수가 표준적인 회복기 치료 집단의 사용 일수와 유사한 수준으로 되돌아감에 따라 차이는 줄어들었다.

비록 이런 결과에 고무되었지만, 우리는 최종 추적 시점에서 치료 효과가 약화된 결과에 대해 상당히 고심했다. 이것은 MBRP 참가자들이 8주 MBRP 프로그램의 종결 후 표준적인 회복기 치료 집단으로 되돌아가게 되어있는 연구 디자인 때문일지도 모른다. 이 표준적인 치료들은 일반적으로 지속적인 심신자각 수련과 MBRP에서 배웠던 관점을 포함하고 있지 않았다. 게다가, 표준적인 집단은 MBRP 집단의 수련과 상반되는 훈련을 받아왔기 때문에, 참가자들은 혼란되거나 모순에 직면하곤 했다. 예를 들어, 갈망과 충동을 자각하고 수용하도록 권장하기보다는, 이 집단은 주의분산과 불쾌한 경험을 회피하기와 같은 전략들을 강조해왔다. 이것 때문에 우리 연구팀은 MBRP에서 배웠던 접근방식을 유지하고 지속적인 지지를 제공하는 것이 필요함을 고려하게 되었다. 대부분의 명상 피훈련자들이 알게 되는 것처럼, 촉진자나 동료 피훈련자 집단 없이 혼자서 수련을 유지하는 것은 매우 어렵다. 수련을 함께 하며 도움을 줄 수 있는 집단이나 기회가 없다면 습관적인 마음 양식과 이전의 반사적인 반응 또는 "자동적" 행동들로 되돌아가기 쉽다. 그래서 미래에 MBRP를 적용하고 개선할 때 매주 또는 매월 지속적인 정좌명상 집단이나 다른 지속적인 지지를 치료 프로그램에 추가하는 것을 고려하도록 우리는 추천한다.

이 연구의 최종적인 결과는 MBRP가 회복기 치료에 사용될 수 있는 경험적 가능성을 제공하고, 물질 사용 장애에 심신자각 명상을 시행할 수 있는 이론적 틀을 뒷받침한다. 참가자 출석, 지속적인 명상 수련 그리고 긍정적인 과정 평가는 프로그램의 실행 가능성과 내인성 (tolerability), 그리고 매력을 각각 뒷받침한다. 자각과 수용이 증진되고 갈망과 물질 사용이 감소되는 결과는 그것의 효과에 대한 선도적인 증거를 제공한다. 이 연구의 결과는 또한 관련 연구의 결과를 보완한다. Zgierska 등 (2008) 이 시행한 예비 연구는 집중적인 입원치료를 받고 난 19명의 알코올 의존 환자를 대상으로 MBRP의 시행 가능성과 효과를 평가했다. 우리 연구의 결과와 유사하게, 참가자들은 프로그램에 대한 높은 만족도와 프로그램 과정 중 및 종료 후 2개월 동안 일일 명상 수련에 높은 순응도를 보여주었다. 게다가, 참가자들은 알코올 소비의 감소, 심신자각의 증가, 우울, 불안, 스트레스 그리고 갈망을 포함한 몇 가지 재발 위험인자의 감소를 보고했다. 이 연구에서는 또한 스트레스와 건강의 몇 가지 생물학적 지표들이 약간씩 감소되었는데 이는 건강과 행복이 증진되었음을 보여주는 것이다.

Brewer와 동료들 (2009) 은 최근 알코올 및/또는 코카인 사용 장애를 가진 환자를 대상으로 심신자각 훈련과 CBT의 효과를 비교했다. 치료에 무작위로 배정하고 종결한 후 심신자각 훈련 집단과 CBT 집단은 개별화된 스트레스 유발 과제 (personalized stress provocation task) 를 시행했고 그 뒤 자기-보고 평가 및 피부전도성, 심박 수, 심박변이도 (heart rate variability) 등의 정신생리적 평가를 받았다. 결과는 심심자각 집단이 CBT

집단과 비교해서 스트레스에 대한 정신적 및 생리적 반응이 더 감소되었음을 보여주었다.

종합적으로 볼 때, 이 연구들은 MBRP에 대한 주목할 만한 예비 증거를 제시하고 있다. 이 결과를 재확인하면서, 치료 후 지속적인 지지의 이점을 평가하고, 변화의 기제를 규명하며 이 치료가 어떤 사람에게 가장 도움이 되는지를 평가하는 향후의 연구를 통해 프로그램을 추가적으로 지지하고 미묘한 차이를 더 자세히 사정할 수 있을 것이다. 앞으로 보게 될 장(章)들은 토론되었던 연구에서 실시되었던 것과 동일한 프로그램 실시 요강을 기술할 것이다. 우리는 미래의 연구를 통해 MBRP의 강점과 약점을 구별하고 그것을 특정 집단과 환경에 적용하여 점차 적응해 감에 따라 계속해서 진화할 것이라고 예상한다. 우리는 MBRP의 진화를 기대하는 바이다.

제2부

촉진자를 위한 지침

I부에서 기술한 바와 같이, 이 프로그램은 심신자각 명상에 대한 확고한 기초 위에서, 매일 수련을 계속하고, 이상적으로는 MBRP나, MBSR, 또는 MBCT에서 공식적인 훈련을 받은 치료자가 치료과정을 촉진할 수 있도록 만들어졌다. 우리는 독자들이 치료 지침으로 넘어가기 전에 I부부터 읽기를 권한다.

다음 장들은 MBRP 집단을 촉진해보고 싶어 하는 사람들을 위해 각 회기의 구조를 기술하고 있다. 우리는 여기에 명상 수련을 위한 대본을 포함시켰는데, 이는 촉진자가 편안하게 명상을 이끌 수 있도록 하나의 실례를 보여주기 위함이다. 서론에서 언급되었던 것처럼, 촉진자는 이들 각각의 수련을 이끌어 갈 때 촉진자가 직접 관여하고 참여함으로써 자발성과 현존 그리고 자신의 경험에 대한 개방성과 같은 자질을 구현하는 모델이 될 수 있다. 이를 통해 대본을 그대로 따라 할 때 잃기 쉬운 진실성을 획득하고 MBRP의 근간이라고 할 수 있는 "경험에 대한 신뢰"와 "현재－중심성"의 실례를 보여줄 수 있다. 그래서 우리는 촉진자들이 단순히 지시를 하거나 대본을 읽는 대신에 그들 자신의 경험을 통해 이끌면서, 모든 명상 훈련에 참가하도록 권장한다.

회기의 개관

다음 장들은 여덟 회기 각각에 대한 개요를 설명 한다 (표 Ⅱ.1을 보라). 각 장에는 회기의 내용과 주제에 대한 개관, 수련과 훈련, 그리고 종종 일어나는 경험과 어려움에 대한 자세한 토론을 포함하고 있다. 우리는 주제, 수련 그리고 토론의 실례를 명료하게 보여주기 위해 발췌한 대화록을 실었다. 각 회기에서 언급하고 토론하는 특정한 훈련과 유인물은 각 장의 끝에 실려 있다.

표 II. 1 MBRP 프로그램 회기

- ◆ 1회기 : 자동조종과 재발
- ◆ 2회기 : 유발요인과 갈망에 대한 자각
- ◆ 3회기 : 일상생활에서의 심신자각
- ◆ 4회기 : 고위험 상황에서의 심신자각
- ◆ 5회기 : 수용 및 능숙한 행동
- ◆ 6회기 : 생각을 생각으로 보기
- ◆ 7회기 : 자기 돌보기와 생활방식의 균형
- ◆ 8회기 : 사회적 지지와 계속해서 수련하기

각 회기는 중심 주제를 가지고 있지만 그 이전 주의 내용과 수련에 기반을 두고 있다. MBSR 및 MBCT와 유사하게, 치료과정은 일상에서의 "자동조종"(automatic pilot. 직역하면 '자동 항법 장치'인데 우리말의 문맥을 고려하여 '자동조종'으로 옮겼다. Jon Kabat-Zinn의 MBSR에서부터 등장하는 심신자각의 중심개념이며 일상생활에서 습관적으로 일어나는 생각, 감정, 충동 등의 반사적인 반응을 자각하지 못하고 자동적으로 행동에 옮기는 것을 의미한다. 'mindfulness'와 반대의 뜻을 가지는 'mindlessness'와 통하는 의미로 파악할 수 있다. – 역자 주)의 경향에 대한 체험적 소개로 시작된다. 첫 세 회기 동안의 훈련과 토론은 이 주제에 초점을 맞춘다. 이 뿌리 깊은 습관적인 경향을 자각함으로써, 그리고 현재에 주의를 기울이도록 고안된 특별한 수련을 통해, 참가자들은 회기 내에서만이 아니라 매일의 삶 속에서 자동적 양식에서 벗어나기 시작한다. 재발에 있어서 자동조종의 역할에 대한 자각 역시 이 초기 회기들에서 다루어진다. 4회기에서 6회기까지 참가자들은 재발 또는 반사적 행동이 일어날 가능성이 높은 상황에 학습한 수련을 적용시켜본다. 이 회기에서는 개인적인 위험 요인을 규명하고 이러한 상황에 심신자각 기술을 접목시키는 것을 다룬다. 마지막으로, 7회기와 8회기에서는 회복과 심신자각 수련 양자 모두를 촉진할 수 있는 생활방식을 확립하고 유지하는, 보다 큰 그림에 대한 시야를 넓혀준다.

치료 과정에서 소개하는 첫 번째 격식 수련은 보디 스캔 훈련이다. 8주간의 전 과정에 걸쳐, 신체에 대한 집중은 핵심적인 부분이며 걷기 명상, 심신자각적 동작과 같은 수련과 탐문에서 계속해서 다루게 된다. 몸은 심신자각의 첫 번째 토대이고, 현재 순간으로 주의를 가져오게 하는 신뢰할 수 있는 방편이다. 이 수련을 통해 불편한 경험에 대해 마음이 어떻게 반사적으로 반응하는지를 관찰하고, 불편함과 갈망에 대해 습관적이고 파괴적인 방식으로 반사적인 반응을 하는 대신에 그것과 "함께 존재하는" 방법을 배우게 된다. 수련은 자신의 내적인 경험에 대해 보다 더 온화하게 수용할 것을 권고하면서 점차 감정적 불편함을 다루는 방향으로 진행된다. 참가자들이 감각과 감정적 상태를 관찰하는 경험을 하게 되면, 다음으로는 그들에게 생각을 자각의 대상으로 관찰하는 것을 소개한다. 마지막 회기들에는, 친절과 자애 (loving-kindness) 를 적극적으로 양성하는 것에 중점을 둔 수련이 소개된다.

각 회기를 시작하기와 끝내기

회기의 특정한 구조를 잘 계획하고 자료를 준비하는 것과 함께 각 회기의 시작 전에 잠시 명상의 시간을 가지는 것을 통해 참가자들이 더 깊이 자각하고 참여하여 우리가 권고하는 자질을 보다 온전히 구현할 수 있도록 촉진한다. 보다 고요하고 명료한 마음 상태를 유도하여 견고하고 안전하며, 수용적인 공간을 만들고자 하는 것이다.

회기의 종료는 유인물을 나눠주고, 세부일정을 잡고, 소지품을 신속하게 챙기면서 편안하게 마친다. 각 회기의 마지막에 참가자들은 어떤 특별한 자세로 바꿀 필요 없이 그들이 있는 곳에 멈추어 호흡이나, 소리, 또는 그들의 몸에서 일어나는 무엇에라도 집중하도록 함으로써 일상생활 속의 수련으로 연결된다. 그리하여 그들이 남은 일과 시간 동안 마음을 모아 자각과 함께 머무르도록 격려할 수 있다.

1회기

자동조종과 재발

생명은 죽음에 의해 상실되는 것이 아니다.
생명은 순간순간 매일매일
계속되는 사소한 부주의에 의해 상실된다.
- STEPHEN VINCENT BENET -

준비물

- 건포도(또는 크랜베리), 그릇, 숟가락
- 보디 스캔 CD
- 유인물 묶음
- 종
- 화이트보드/마커
- 유인물 1.1 : 회기의 개관
- 유인물 1.2 : 심신자각의 정의
- 유인물 1.3 : 1회기 주제와 숙제 : 자동조종과 재발
- 유인물 1.4 : 일일 수련 기록지

주제

알코올이나 약물에 대한 갈망과 충동을 경험할 때 우리는 무슨 일이 일어나고 있는지, 그 결과에 대한 충분한 자각 없이 반사적으로 행동하는 경우가 종종 발생한다. 첫 회기에서 우리는 "자동조종", 즉 자각 없는 행동의 개념을 소개하고 자동조종과 재발의 관계를 토론한다. 주의 깊은 자각을 통해 마음의 이러한 경향을 인식함으로써 "자동적으로", 습관적이고 심지어 자기 파괴적인 행동으로 반응하지 않고 우리의 마음과 몸에서 무슨 일이 일어나는지 관찰하면서 행동하는 방법을 학습한다. 이 회기에서 우리는 주의 깊은 자각(mindful awareness)에 대해 소개하고 그것을 자동조종과 대비시키기 위해 건포도 연습을 활용한다. 다음으로 우리는 현재 순간의 신체의 체험에 주의를 집중하는 한 가지 방법인 보디 스캔을 수련한다.

목표

- "자동조종"의 개념을 소개하고 우리가 얼마나 자주 몸과 마음에서 일어나는 현상을 알아차리지 못하는지에 대해 자각하도록 한다.
- MBRP의 기본적 지식과 수련에 대해 소개한다.
- 마음에서 일어나는 유형들을 자각하는 수단으로서 심신자각을 소개한다.
- 신체적인 경험을 자각하는 수단으로서 보디스캔을 소개한다.

회기 개요

- 들어가기
- 집단을 위한 바람직한 행동과 비밀유지에 대한 규칙
- 집단구조와 형식
- 건포도 연습(수련 1.1)/자동조종과 재발
- 심신자각이란 무엇인가?
- 보디스캔 명상(수련1.2)
- 숙제
- 마무리

숙제

- ◆ 보디 스캔 7일 중 6일 이상
- ◆ 일상 활동에서의 심신자각
- ◆ 일일 실습 기록지

첫 회기의 주요 목적은 심신자각 수련의 기초를 소개하고 마음의 자동조종 모드를 체험함으로써 주의 깊은 자각과 자동조종의 차이를 이해하는 것이다. 또한 자동적(automatic) 또는 반사적으로 반응하는(reactive) 행동과 재발의 관계를 소개한다. 참가자들은 천천히 하기, 현재 순간의 체험에 주의를 기울이기, 마음과 다양한 감각을 관찰하기를 연습함으로써 주의 깊은 자각의 기본 요소들을 체험하게 된다.

들어가기

첫 회기에서 촉진자는 집단의 분위기를 조성하고 탐구와 현존(presence)을 위한 공간을 만든다. 치료과정의 체험적 성격을 강조하기 위해 소개와 설명은 짤막한 것이 좋다. 자기소개 또한 이름과 참가목적을 말하는 정도에 그치는 것이 좋다. 첫 번째로 돌아가면서 자기소개를 할 때 참가자들은 예를 들면 보호관찰과 관련된 요구에 의해서라든지, 연구를 위해서라든지, 참가자에게 지급하는 보수를 받기 위해서와 같은 흔히 자신의 표면적인 동기에 대해 말하기 쉽다. 비록 이러한 것들이 누군가에게는 가장 사실적인 동기일 수 있지만 촉진자는 보다 지속적이며 깊이 있는 가치나 의도를 탐지하기 위해 두 번째로 돌아가며 자기소개를 할 때에는 그들의 삶에서 무엇이 정말 중요한 것인지 숙고하는 시간을 가지도록 요청하는 것이 좋다. 다음과 같은 질문을 통해 두 번째의 돌아가며 소개하기를 시작한다. “여기에 참가하는 가장 중요한 가치는 무엇인가?” “만일 치료를 통해 당신이 원하는 삶을 살 수 있다면 무엇이 달라질 수 있을까?” 역시 간단한 코멘트가 좋다.

집단에 대한 기대 및 비밀과 사생활 보호의 규칙

비밀유지와 집단의 기본규칙을 토론할 때 우리는 참가자들이 안전하고 편안하게 느낄 수 있기 위해 그리고 치료과정에 참가하고 깊이 몰두하기 위해 필요로 하는 것이 무엇인지 질문한다. 핵심적인 요소는 지속적인 출석, 결석할 경우 미리 알리기, 비밀 유지, 노력과 과정에 대한 헌신, 정직, 비판단적인 (nonjudgmental; 이 또한 심신자각의 핵심 개념 중의 한 가지인데 판단하지 않는다는 의미보다는 비판하지 않는다, 또는 자신이 좋아하는 대상이나 경험과 싫어하는 것들을 구별하지 않는다는 의미로 이해하는 것이 좋다 – 역자 주) 태도, 다른 집단 구성원의 욕구와 체험에 대한 기본적 존중과 같은 것들이다. 이러한 대화를 전면에 내세우는 것은 집단의 응집력을 강화하고, 존중, 헌신, 몰두하는 태도를 촉진한다.

집단의 구조와 형식

시간, 휴식, 등 치료과정의 기본구조와 계획을 설명하는 것은 중요하다. 이것은 시작하는 회기에서부터 프로그램의 체험적 성격을 강조하기 위해 가능하면 간략하게 하는 것이 좋다. 토론은 이야기나 관념, 개념적 사고 또는 "처리 방법"보다는 현재의 경험에 집중할 것이라는 것을 참가자들이 알도록 한다. 과정 전반을 통해 촉진자는 토론의 방향을 재설정해야 하는 경우가 있는데, 집단이 의도한 토론의 초점에서 벗어날 때 구성원들에게 현재의 경험으로 돌아오도록 상기시키거나 종을 사용하여 잠시 멈추고 다시 주의를 모으도록 한다. 촉진자는 각 회기의 내용과 연습할 분량이 많아서 모든 사람들이 자신의 체험을 매번 나눌 기회가 없을 수 있다는 것을 설명한다. 유사한 주제와 연습이 반복되기 때문에 (유인물 1. 1) 모든 참가자들은 자신의 체험을 이야기할 수 있는 기회가 있을 것이다.

촉진자는 가능하면 참가자들이 치료과정을 마칠 때까지 수련의 가치에 대한 판단과 생각을 유보하고 매 순간 무엇이 일어나든지 기꺼이 호기심을 가지고 마음을 열고 체험해보도록 권유한다. 8회기를 마치고 나면 수련이 자신의 삶에서 어떠한 가치가 있는지 평가하고 계속할 것인지의 여부를 선택하는 기회를 가질 수 있을 것이다. 치료 과정에 전념하면서 "뛰어들어" 온전히 참여하도록 요청한다.

숙제에 대한 최초 토론에서 중요한 점은 회기 중에 시행하는 수련은 단지 소개일 뿐이며 이것이 자신의 일상생활과 접목되어야 가장 강력한 힘을 발휘할 수 있다는 것을 참가자들이 이해할 수 있어야 한다. 이것은 특히 첫 회기에서부터 어느 정도의 전념과 노력을 요하는 것이다. 회기 후에 매일 명상을 하고 기록지에 기록하는 것은 8회기 과정에 모두 참여하는 것 이상으로 필수적이다. 각 회기는 이전 회기의 주제와 연습의 기초 위에서 진행된다. 따라서 모든 회기에 참가해야 하고 최선을 다해 과제를 수행하는 것이 핵심적으로 중요하다.

건포도 연습/자동조종과 재발

각 회기는 심신자각 연습을 통한 체험 속에서 토론의 주제를 유도하면서 시작한다. 서론에서 제시한 바와 같이 토론은 개방형 질문으로 유도하고 비판단적이고 현재-중심의 태도로써 촉진한다.

MBSR 및 MBCT 프로그램과 유사하게 최초의 체험적 연습은 한 개의 건포도를 주의 깊게 관찰하고 먹는 것이다 (수련 1. 1). [어떤 집단에서는, 건포도가 포도주로 연상되어 크랜베리로 대체하였다. 비록 이 연상이 갈망의 경험에 집중하는 기회를 주기도 하지만, 첫 도입에서는 단순하게 시작하는 것이 우리의 의도다. 갈망을 주의 깊게 관찰하는 일은 다음 회기에서 강조할 것이다]. 건포도 연습은 우리가 충분한 자각 없이 수백 번 이상 해본 행동에 주의 깊게 몰두할 수 있는 훌륭한 실례라고 할 수 있다. 또한 먹기는 "좋아함/욕망"이나 "싫어함/혐오"의 반응뿐만 아니라 신체의 감각을 자각할 수 있는 본능적인 체험이다. 이 연습은 건포도를 천천히 먹으면서 이 단순한 행동에 수반되는 다양한 감각, 생각, 충동, 그리고 심지어 감정에까지 주의를 기울이는 것이다. 이를 통해 먹기와 같이 전형적으로 자동적인 행동을 깊이 관찰할 때 풍부한 체험을 할 수 있다는 것을 보여준다. 그것은 참가자들로 하여금 세심한 주의를 기울이는 행동과 아무런 자각이 없는 자동적 행동 양식의 차이를 체험할 수 있게 하고 자동조종, 중독, 그리고 재발의 관계를 토론할 수 있는 기회를 제공한다.

건포도 연습을 한 후 촉진자는 참가자들의 경험에 대해 질문한다. 건포도를 먹는 과정에서 자각한 감각이나 생각, 느낌, 충동 등과 그것들에 대한 반응, 예를 들면 판단, 혐오 또는 즐거움과 같은 것들에 대해 질문하는 것이다. 일차적인 초점은 직접적 체험에 관한 것이며 촉진자는 필요할 때마다 계속해서 토론의 방향을 재설정해야 한다. 참가자들은 그들이 지금까지 얼마나 건포도를 "정말로 맛보지" 않았는지에 대해 그리고 그 미묘한 차이를 관찰하지 않았음에 대해, 또한 심지어 그것을 먹고 있음을 자각하지 못하면서 한 움큼씩 먹어왔던 것을 언급할 것이다. 이것은 종종 이러한 경험이 갈망 또는 충동에 대해 수많은 단계와 반응에 주의를 기울이지 않은 채 맹목적으로 쫓아가는 것과 유사하다는 토론으로 진행된다.

이것은 다음의 예에서 볼 수 있다.

촉진자 : 이 연습을 하는 동안 여러분들은 무엇을 알아차렸나요?(notice; 이 또한 mindfulness 관련 문헌에서 매우 자주 등장하는 어휘이다. '주목하다' 또는 '알아차리다'로 번역할 수 있는데, 역자의 경험상 '알아차리다'로 번역하는 것이 문맥에 어울리는 경우가 더 많고, 환자들에게 말할 때 확실한 뜻을 전달할 수 있었다 – 역자 주)

참가자1: 나는 한때 이 건포도가 얼마나 싱싱했을까 하고 생각하기 시작하는 것을 알아차렸어요. 내 마음은 자동적으로 "포도–이것은 포도였는데 지금은 건포도야." 하는 생각에 빠졌지요.

촉진자 : 이 사물의 역사에 대한 생각이 떠올랐군요. 또한 씨와 같이 이 사물의 보다 미세한 부분을 알아차린 것 같네요.

참가자2: 나는 빛깔을 알아차렸지요. 아름다운 붉은색을요. 그것의 한쪽은 쭈글쭈글했고 다른 쪽은 윤기가 흘렀어요. 당신이 "그것을 입에 넣으세요." 하고 말했을 때 흥분을 느꼈어요.

촉진자 : 그래서 당신은 많은 것들을 알아차렸군요. 그것의 색깔과 촉감, 생각이나 공상으로 빠져드는 마음의 경향과 같은 것을요. 또한 당신은 그것을 자각하고 주의를 현재 순간으로 되돌릴 수 있었던 것 같네요. 그리고 어떤 기대나 욕망의 느낌을 알아차렸고요.

참가자2: 한 번 깨물었을 때 맛이 좋지 않았어요.

촉진자 : 맛이 좋지 않았다고 했을 때, 그것이 무슨 뜻이지요? "좋지 않은" 맛이란 어떤 경험인가요?

참가자 : 삼키기 전에 목으로 넘어갈 때 입과 목에서 유쾌하지 않은 맛을 느꼈고 그 때 나는 "좋지 않아."하고 생각했어요.

촉진자 : 그러니까 신체적 반응과 "좋지 않아."라는 생각이네요.

참가자3 : 나는 더 많이 원하는 생각을 했어요.

촉진자 : 아, 이 경험이 끝날 것이고 그것이 더 오래 계속되기 원하는 욕망을 자각했군요. 더 많이 원하는 생각과 함께 알아차렸던 어떤 감각이 있었나요?

참가자3 : 네. 입안에서 침이 고였지요.

이 토론에서 촉진자는 참가자들이 이야기나 체험에 대한 반응과 관련된 것으로 토론 방향이 빗나갈 때 직접적인 감각 체험을 강조하면서 부드럽게 토론의 방향을 재조정하고 있다. 촉진자는 또한 생각과 감각을 구별하고 있다. 그것은 참가자들이 현재 순간을 자각할 뿐만 아니라 마음이 현재에서 벗어나 방황하는 경향을 알아차리고 그것을 비난하지 않고 다시 주의를 부드럽게 되돌리는 것을 배우기 위함이다. 나아가서 생각에 대해 그것이 사실이나 진실이라기보다 단지 "알아차림의 대상"이라는 관념을 소개하고 있다.

촉진자 : 한 가지 질문 드리겠는데요, 여러분은 건포도를 먹을 때 보통 이렇게 자세한 것들을 경험하세요?

참가자 : 아닙니다. 전에는 전혀 경험하지 못한 일이지요. 전에는 그저 먹기만 했어요.

촉진자 : 당신이 보통 건포도를 먹을 때와 어떤 다른 점이 있었어요?

참가자 : 그냥 한 움큼 입안에 털어 넣지요.

촉진자 : 그러니까 속도가 다르군요. 보통 더 빨리 드시는군요.

참가자1 : 네. 특히 밤늦게 귀가했을 때는 나는 단지 먹기만 하고 주의를 기울이지는 않아요.

촉진자 : 그러니까 당신의 마음은 다른 곳에 있겠네요. 당신이 실제로 행동하고 있는 곳이 아닌. 아마도 하루를 돌아보거나, 디저트에 대해 생각하거나, 다음날의 약속에 대해 걱정을 하면서 먹는 일은 자동적으로 이루어지는군요.

참가자1 : 나는 이미 무엇을 먹고 있는지 알고 있기 때문에 그것에 대해 주의하지도 않고 쳐다보지도 않아요. 이미 수없이 많이 한 일이니까요.

참가자2: 네. 나는 결코 그렇게 천천히 바라보고 느껴 보고 음미해보지 않아요.

참가자1: 그것은 마치 감옥에 갇혔다가 다시 자유를 얻었을 때 그것을 음미하는 것과 같아요! 당신이 자유로울 때는 그것을 음미하지 않지요. 하지만 그것을 잃어버리면 그 소중함을 다시 알게 되고 전에는 당연히 여겼던 모든 것을 음미하고 주의를 기울이지요.

촉진자: 전에는 당연히 여겼던 이 모든 것들에 대해 당신은 갑자기 주의를 기울이고 음미한다–사소한 일에까지 말이지요. 그것과 자유 사이에 어떤 관련이 있을 수 있겠네요. 흥미로운 일이에요. 그래서 당신은 이것이 전에는 주의를 기울이지 않고 수없이 했던 자동적인 일이라고 생각했군요. 모든 회기에는 주제가 있는데요, 이번 회기의 주제는 바로 우리가 여기서 토론하고 있는 "자동조종"에 대한 것입니다. 당신의 삶에서 자신이 마치 자동조종장치처럼 느끼게 되는 또 다른 예를 들 수 있겠어요?

참가자3: 출근길에 운전할 때. 그것은 마치 잃어버린 시간과 마찬가지지요.

이 대화 역시 핵심적인 주제를 "가르치거나" 수련의 중요성을 강조하기 위해 노력하기보다 가능한 순간에 참가자로부터 생각과 주제를 이끌어내고 있다. 촉진자는 참가자들의 일상적인 경험과 비교하여 건포도 연습에서 체험한 것이 무엇인지 질문함으로써 자동조종으로 살아가는 일상의 경향에 대해 보다 많은 자각을 하게 한다. 우리가 경험한 바에 따르면 이들 핵심 주제들은 부드러운 방향 설정과 개방형 질문, 그리고 현재 순간의 체험에 대한 초점을 통해 토론에 등장하게 된다. 이것은 점진적으로 전형적인 일상 경험과 어떤 점이 다른지, 궁극적으로 재발과 어떤 관련성이 있는지에 대한 토론으로 옮겨 간다. 또한 집단의 다른 참가자들에게 이와 유사한 또는 다른 경험을 한 적이 있는지 질문함으로써 개인들의 경험이 "개인을 넘어선" 것임을 강조한다. 전형적으로 참가자들은 자신의 경험을 집단의 구성원들과 공유한다. 촉진자는 궁극적으로 이 연습을 재발과의 관련성으로 이끌어간다.

촉진자: 그렇다면 우리는 왜 이러한 연습을 재발예방 집단에서 하는 것일까요? 이것은 재발이나 또는 중독과 어떤 관계가 있는 것일까요?

참가자1: 음주를 시작하면 우리는 이미 자동조종 장치가 되고 있는 것이지요. 그것은 우리가 이미 수없이 반복한 것입니다. 우리는 어디로 가고 있고 무엇을 하려고 하는지 이미 알고 있어요. 그것은 의식적인 행동이 아니에요.

참가자2: 그것은 내가 실제로 약물을 사용하기 전에 일어납니다. 한 달 전 즈음 어떤 생각이 마음속에 떠올랐어요. 내가 약물을 팔기는 했지만 사용하지는 않았다고 말이지요. 그러나 결국에는 내가 약물을 사용할 것임을 알고 있었어요. 그것은 엄청난 거짓말이지요. 만일 멈추어서 주의를 기울이지 않으면 그것을 보지 못하고 길거리 위에 나와 있을 거예요.

촉진자 : 그래서 우리는 속도를 늦추어서 우리가 어디에 있으며 마음은 무엇을 하고 있는지 알아차립니다. 지금 이 순간에 무슨 일이 일어나고 있는지에 대해 자각함으로써 보다 능숙한 선택을 할 수 있게 되는 것이죠.

이 과정 전반을 통해 우리는 감각, 생각, 감정에 대해 특히 갈망 및 재발에 관련시켜서 그것들을 자각하는 수련을 할 것입니다. 우리는 이러한 경험들 특히 어려운 경우들에 대해 습관적인 행동에 빠지지 않고 새로운 방식으로 관계하는 것을 수련하게 됩니다. 고통스러운 경험을 없애버리려고 하는 것이 아니어요. 우리는 이들에 대해 다른 방법으로 관계하는 것을 배울 것입니다. 그리하여 우리는 대응하는 방법에서 더 많은 선택을 할 수 있게 됩니다. 그러한 경험들이 우리를 지배하고 조절하지 못하도록.

심신자각이란 무엇인가?

건포도 먹기 연습을 통해 몸과 마음에 자세히 주의를 기울여 본 체험의 기초 위에서 참가자들은 심신자각이란 무엇인지에 대해 토론을 시작할 수 있게 된다. 건포도 연습 후 우리는 참가자들에게 지금까지 자신들이 경험한 "심신자각"이란 어떠한 것인지에 대해 기술해보도록 요청한다. 참가자들은 종종 자각하는 자질이라고 말하기도 하고, 선택, 현재 중심의 집중, 또는 "지금 이 순간"에 존재하기, 습관적인 반응을 멈추는 능력, 연결의 감각 등에 대해 말한다. 이것들을 화이트보드에 쓰고 떠오르는 주제에 대해 주목해 보는 것이 도움이 된다. 그 후 보통 우리는 심신자각에 대해 Kabat-Zinn이 정의한 유인물(1. 2)을 보게 한다 : "심신자각이란 특별한 방법으로, 즉 의도적으로, 현재 순간에, 비-판단적으로 주의를 기울이는 것을 의미한다." ("Mindfulness means paying attention in a particular way: on purpose, in the present momnet and non-judgmentally") (어떤 문헌에는 "Mindfulness is the awareness emerging from paying attention in a particular way: on purpose, in the present moment, and non-judgmentally"라고 되어있는 곳도 있어서 '주의를 기울이는 것'이 강조되기도 하고 그 결과로 생기는 '자각'이 강조되기도 한다 – 역자 주)

주의를 기울이는 측면과 현재의 경험에 초점을 맞추는 측면은 참가자들의 토론 속에서 제시되었다. 그러나 자신의 경험에 대한 온화함과 친절이라는 측면에 대해서는 종종 언급되지 않는 경우가 많다. 우리는 수련의 이 측면에 대해서 과정 전반을 통해 반복적으로 강조하는 것이 유용함을 알게 되었다. 심신자각은 일어나는 일에 대해 주의를 기울이는 것일 뿐만 아니라 가능한 최선을 다해서 연민과 비판단적인 자세를 가지는 것이다. 참가자들은 수련에 참여하는 자신의 능력에 대해서 뿐만 아니라 자신과 자신의 경험에 대해서도 불가피하게 (또는 습관적, 무의식적, 자동적으로 – 역자 주) 판단을 하게 된다. 우리는 평가하거나 판단하기보다 호기심을 가지고 알아차리는 것을 수련한다. 이를 위해 촉진자는 회기에서 참가자가 제기하는 어떤 것에 대해서라도 이러한 비판단적인 태도를 모범적으로 보여 주면서 자신에 대해 친절하게 대하도록 하는 것을 명백하게 일깨워준다. 치료과정 전반에서 유쾌하든 불쾌하든 무관하게 자신이 경험하는 모든 경험에 대해 참가자들이 여유있는, 그리고 호기심을 가진 자각을 가져올 수 있도록 (bring a spacious and curious awareness) 촉진하는 것이 좋다. 예를 들어, 건포도 연습에 대해 불쾌한 반응을 보인다면 이를 통해 혐오에 대한 자각을 강조하고 우리가 좋아하지 않는 것에 대해서도 호기심과 비판단의 태도를 취하는 모델로 삼을 수 있는 훌륭한 첫 번째의 기회가 될 수 있다.

보디 스캔 명상

MBSR 및 MBCT 프로그램과 유사하게 치료과정에서 첫 번째로 시행하는 격식적인 (formal) 명상은 보디 스캔 명상이다(수련 1. 2). 이 수련의 기원이 되는 위빠싸나 명상 또는 통찰 명상의 전통은 신체에 대한 자각은 심신자각의 첫 번째 기초라고 말한다. 이후 수련은 감정과 정신적 사건을 포함하여 다른 경험들을 알아차리는 수준으로 확대된다.

이 수련은 열린 마음으로 호기심을 가지고 보디 스캔을 수련하는 동안 몸과 마음의 모든 현상에 대하여, 그것이 일어나야 한다든지 혹은 일어나지 말아야 한다는 어떠한 기대를 가지지 않고 무엇이 일어나든 단순히 주의를 기울이는 것을 배워야 한다는 점이 핵심이다.

재발예방의 맥락에서 신체적인 경험에 주의를 기울이는 수련은 특별한 가치를 가진다. 그것은 반사적인 반응이나 갈망과 충동이 종종 생각이나 또 다른 반응으로 이어지기에 앞서 신체적인 현상으로 발생하기 때문이다. 자동조종에 빠지게 될 때, 우리는 즉각적인 신체적 경험을 놓치곤 한다. 우리가 몸의 감각으로 돌아오면 현재의 경험과 다시 연결되고 습관적이고 반사적인 행동에서부터 좀 더 주의 깊은 선택을 할 수 있는 첫 번째 단계가 될 수 있다.

이것은 참가자들이 경험하는 첫 번째 "격식적" 수련이기 때문에 안전감이나 편안함을 느낄 수 있도록 바닥에 눕거나 의자에 앉기도 하고, 눈을 감거나 뜰 수 있는 선택을 스스로 할 수 있게 하는 것이 좋다. 대략 25분에서 30분간 유지할 수 있는 균형이 잡힌 안정된 자세를 취하도록 참가자들에게 잠시 시간을 주는 것이 중요하다.

보디 스캔을 하고 난 후, 탐문과정에서 참가자들은 전형적으로 평화롭고 이완된 경험에서부터 안절부절못하고 신체적으로 불편한 다양한 반응들에 대해 표현한다. 다음은 수련 후 흔히 일어나는 토론의 한 예이다.

촉진자 : 여러분들은 무엇을 관찰하고 어떤 경험을 하셨나요?

참가자1: 굉장한 이완을 경험했어요.

촉진자 : 당신이 이완을 경험했을 때 몸과 마음에서 알아차린 것은 무엇이었지요?

참가자1: 몸이 풀어지는 감각과 보다 깊은 호흡이 일어나고 있음을 알아차렸어요.

촉진자 : 그렇다면 아마 긴장이 해소되면서 호흡이 깊어지는 것을 경험했군요.

참가자2: 처음에는 마음이 집중하는 곳에 머무르지 못하고 방황하는 것을 알아차렸어요. 그러나 점점 그것이 줄어드는 것에 주목했어요.

촉진자 : 아, 그랬군요. 마음이 방황하는 경험을 한 또 다른 분이 계세요?

이 예에서 촉진자는 "이완"의 경험에 대해 직접 초점을 맞춤으로써 탐구의 첫 단계를 시작했다. 그 후 촉진자는 방황하지 않는 온전한 집중을 하지 못하는 것에 대한 자기비판과 그러한 자신의 기대에 미치지 못한 것에 대해 그것의 비개인적인 속성 (nonpersonal nature) 에 대해 언급하면서 누구나 그럴 수 있는 정상적이고 유효한 경험으로 취급하고 있다. 촉진자는 마음의 이러한 경험을 인정하는 것으로 시작한다("아, 그랬군요."). 그리고 비슷한 경험을 한 사람이 있는지 물어보고 있다("마음이 방황하는 경험을 한 또 다른 분이 계세요?"). 촉진자는 이러한 경험에 대한 오해 (자신이 뭔가 잘못하고 있다는 – 역자 주) 를 줄이고 그것이 보편적인 것임을 보여주기 위해 자신의 수련 경험을 말해 줄 수도 있다. 토론이 계속됨에 따라 최종적으로 촉진자는 방황하는 마음에 대한 반사적인 반응이나 판단에 대해 질문하면서 "마음의 가지치기 (mental proliferation)"에 대해 탐구한다. 예시된 바와 같이, 정형화된 모든 차원의 탐구가 모든 상호작용에 대해 꼭 필요한 것은 아니다.

촉진자 : 마음이 방황하는 것을 알아차렸을 때 무슨 일이 일어났어요? 그때 마음은 어떻게 반사적으로 반응했나요?

참가자1: 음, 나의 마음이 다른 곳에 가 있음을 발견했을 때, 나는 제대로 하고 있지 않음을 알았지요.

촉진자 : 그러니까 당신은 마음이 방황하고 있음을 자각했고, "나는 제대로 하지 않고 있군."과 같은 생각이 일어났다는 말씀이군요.

참가자2: 네. "난 잘 못하고 있어."와 같은 생각요.

촉진자 : "난 잘 못하고 있어."라고 생각했군요. 그렇게 자신을 판단하는 경험을 한 또 다른 분이 계신가요?

참가자2: 네. 나도 같은 생각을 하고 있는 것을 알아차렸어요.

촉진자 : 그럴때는 "난 잘 못하고 있어."라고 생각하고 있음을 알아차리고 그 생각에 끌려가지 말고 자신의 주의를 다시 몸으로 부드럽게 가져가는 것이 도움이 됩니다. 우리가 앞에서 토론했듯이 심신자각은 아무 생각을 하지 않거나, 완벽하게 집중하는 것이 아니라 무슨 일이 일어나든지 그것을 자각하는 것에 관한 것이지요. 그래서 마음이 수없이 많이 방황하더라도, 우리는 단순히 그것을 알아차리고 다시 현재 순간의 몸에 대한 집중으로 돌아오는 일을 수없이 반복하는 것이지요. 그것이 우리가 여기에서 수련하는 것입니다. 우리의 마음이 하고 있는 것을 자각하는 것이지요.

흔히, 졸음이나 깜빡 잠드는 경험을 하기도 한다.

참가자 : 나는 너무 이완되는 바람에 정신을 차리려고 노력해야 했어요.

촉진자 : 아, 그랬군요. 졸음을 경험한 또 다른 분이 계신가요? 누워서 눈을 감고 있으면 몸과 마음에 잠을 잔다는 신호가 될 수 있지요. 특히 피로한 경우에 그래요. 그래서 그것이 어떻게 느껴졌나요?

참가자 : 잠이 드는 것을 알게 되었고 자극을 줘서 잠을 깨우려고 했어요.

촉진자 : 어떤 생각이 지나가는 것을 알아차렸나요?

참가자 : "잠을 깨야 해."하고 생각했어요.

촉진자 : 자신에 대해 비판하는 생각도 들던가요? 졸리는 경험에 대해 호기심을 가지고 주의를 기울이는 것은 흥미로울 수 있습니다. "음, 졸린다는 것은 어떤 느낌일까? 잠으로 빠져드는 것과 잠이 깨는 것은 어떤 것일까? 그런 경험에 대해 어떤 생각이 떠오를까?" 계속해서 졸리다면 앉아서 좀 더 맑은 정신을 가질 수 있는 자세를 취하거나 눈을 살짝 뜨는 것이 도움이 될 수 있지요. 이러한 것들을 이번 주에 시험해 볼 수 있습니다.

다시 한 번 강조하자면, 촉진자는 참가자의 경험을 인정해야 하고, 호기심과 비판단적인 자세를 유지하면서 자신의 경험에 기초한 통찰과 전략을 제공하는 것이 좋다. 여기서 우리는 수련에서 만나게 되는 어려움들에 대해 한편으로는 도움이 되는 기술적인 방법을 알려주는 것과 다른 한편으로는 "올바로 하는" 것이나 "고치는" 것보다는 현재 순간의 어떠한 경험이든지 그것에 초점을 맞추는 것 사이의 균형을 유지하는 것이 중요함을 강조한다.

숙제

첫 회기에서는 한편으로는 집단의 비판단적인 분위기(유인물 1.3)에 유의하면서도 동시에 숙제의 중요성을 강조함으로써, 향후 회기에 대한 분위기와 참가자들에 대한 기대를 분명히 한다. 근육을 키우기 위해 날마다 노력해야 점진적으로 근력이 강화되는 비유를 들어 설명하거나 능숙한 어떤 기술이 어떻게 얻어졌는지 질문함으로써 수련의 중요성을 강조할 수 있다. 우리는 프로그램의 핵심은 수련이며 프로그램을 통해 얼마나 많은 유익함을 얻을 수 있는가 하는 것은 얼마나 수련에 열중하느냐에 달려 있음을 강조한다. 그러나 또한 그들이 수련에 열중하든지 하지 않든지에 따라 판단 받거나 평가 받는 일은 없다고 하는 명확한 메시지로 균형을 유지 하는 것이 좋다. 일일 수련 기록지 (유인물 1. 4) 또한 그들을 평가하기 위한 것이 아니라 과정을 통한 배움과 경험에 주의를 기울이기 위한 것임을 밝힌다. 수련 기록지는 또한 촉진자가 그 주에 발생한 참가자의 관심사와 어려움에 대해 반응을 보일 수 있는 수단이 된다.

일상 활동에서의 심신자각

MBSR이나 MBCT의 전통에서와 동일하게 첫 주의 숙제 중 한 가지는 건포도 연습에서와 같은 수준의 주의와 자각 그리고 호기심을 가지고 양치를 하거나 접시를 닦는 일과 같은 일상적인 활동을 하도록 하는 것이다. 건포도 연습에서와 같이 마치 처음으로 경험하는 것처럼 일상적인 활동에 주의를 기울이도록 안내한다. 우리는 참가자들에게 약간의 예를 들어주고 그런 다음 그들이 매일 반복되는 일상적인 활동이나 일주일 내내 계속할 수 있는 적절한 활동의 예를 스스로 들 수 있게 한다. 이것은 단순히 참가자가 심신자각을 그들의 일상생활 속에 접목시키고 자각의 순간을 하루 종일 지속시킬 수 있도록 돕는 방법이다. 이 모든 심신자각 연습 (격식적 및 비 격식적) 의 목적은 전반적인 수련을 강화시키는 길이라는 것을 인식시킴으로써 치료과정을 통해 배우는 기본 사항을 일상적인 매일의 활동뿐만 아니라 보다 더 어려운 상황에서도 활용할 수 있도록 하기 위함이다.

가끔 첫 회기에서 어떤 참가자들은 알코올이나 약물을 "심신자각적으로" 사용하는 것에 대해 질문할 수 있다. 우리는 물질을 사용하는 것이 전형적으로 습관적인 그리고 반사적으로 반응하는 측면이 있다는 것을 언급함으로써 이 질문에 대답한다. 물질 사용을 포함하는 어떠한 경험에 대해서라도 깊은 주의를 기울이고 자각할 수 있는 것은 사실이다. 그러나 수련이 심화됨에 따라 선행하는 갈망, 생각, 물질 사용을 유발하는 불편한 느낌 등 물질을 사용하기 전에 일어나는 모든 단계들을 자각할 수 있게 된다. 우리는 두려움, 지루함, 외로움과 같이 갈망을 유발하는 감정을 자각할 수도 있다. 이러한 고통에 대해 그것을 (약물의 통해) 빨리 없애버리거나 도피하고 싶어 하는 반사적으로 반응하는 욕구 대신 그것에 대한 연민을 가질 수도 있다. 나아가서 수련을 통해 우리는 사물을 보다 명확히 보고 시야를 넓힐 수 있게 된다. 이러한 명료한 시각은 보다 좋은 선택을 할 수 있게 함으로써 우리에게 고통을 주는 길을 알아차리고 그것을 감소시키는 방법을 배울 수 있게 한다.

마무리

회기를 마친 후 계속해서 자각을 이어갈 수 있도록 하기 위해 우리는 모든 회기를 마칠 때 종을 울리고 잠깐의 침묵하는 시간을 가진다. 집단의 필요나 느낌에 따라 촉진자는 몸이나 호흡에 대한 자각, 또는 잠깐 동안 침묵 속에 앉아있기와 같이 매우 짧은 연습으로 회기를 종료할 수 있다.

건포도 먹기 연습

수련 1.1

이제 우리는 어떤 사물을 나누어 드리겠는데요, 두 세 개씩 가지시고 그것을 손바닥 위에 올려놓으세요.

자, 그러면 그중 하나를 집으시고 가능한 최선을 다해서 몇 분간 그것에 주의를 집중합니다. 먼저, 여러분이 집은 사물에 단순히 주목하기만 해 봅니다. 그것이 여러분의 주의를 끄는 어떠한 점이라도 있나요?

이제 마치 전에는 한 번도 본 적이 없었던 것처럼 이 사물을 자세히 바라봅니다. 다른 손으로 집어서 더욱 자세히 관찰할 수도 있습니다. 마치 당신이 다른 행성에서 이제 막 지구에 도착해서 당신의 임무가 이 사물을 자세히 관찰해서 돌아가서 보고해야 하는 것이라고 상상해도 좋습니다.

당신의 손가락 사이에서 감촉을 느껴보시고, 빛깔과 표면, 그리고 그 독특한 모양을 알아차립니다.

당신이 이러한 관찰을 하는 동안 이 사물에 대한 생각이나, 이 연습 자체에 대해서 또는 당신이 이것을 어떻게 하고 있는지에 대한 생각이 떠오를 수도 있습니다. 당신은 이 사물이나 또는 이 연습에 대해 즐거움이나 또는 혐오와 같은 느낌이 일어나는 것을 알아차릴 수도 있습니다. 이러한 생각이나 느낌이 일어나는 것을 알아차리게 되면 가능한 최선을 다해 당신의 주의를 부드럽게 되돌려서 다시 이 사물을 관찰합니다.

이 사물을 코로 가져가서 숨을 들이쉬면서 냄새를 알아차립니다.

이번에는 귀로 가져가서 살짝 비틀면서 어떤 소리가 들리는지 보십시오. 그런 다음 다시 한 번 바라봅니다.

이제 천천히 이것을 입술로 가져가면서 정확한 위치에 두려고 하는 팔의 움직임을 자각합니다. 그리고 부드럽게 입술과 입술 사이로 가져가서 그것이 거기에서 어떻게 느껴지는지 감지합니다. 그곳에서 잠시 멈추어서 감각을 자각하고 어떤 반사적인 반응이 일어나는지 알아차립니다. 어떤 기대감이 일어나기도 하고 침이 고이기 시작할 수도 있습니다.

이제 이것을 혀 위에 올려놓고 잠시 멈추어 입안에서 이것이 어떻게 느껴지는지 관찰합니다. 표면의 감각, 질감, 그 온도까지도 느껴봅니다. 이제 살짝 한 번 깨물고 잠시 멈추어 질감의 변화와 함께 어떤 맛이 느껴지는지 알아차립니다. 이제 이 사물은 두 개로 나뉘어졌습니다.

천천히 씹으면서 맛과 질감의 변화를 알아차립니다. 혀와 턱이 어떻게 함께 움직이면서 이 사물을 이빨 사이로 가져가는지, 당신이 그것을 씹을 때 어떻게 혀가 그것의 정확한 위치를 알게 되는지 알아차립니다.

삼킬 준비가 되었다고 느껴지면 삼키고자 하는 충동을 관찰합니다. 삼키기 전에 그 충동을 알아차리기 위해 잠시 멈추어도 좋습니다. 이제 그것을 삼키면서 가능한 최선을 다해 그것이 목구멍을 지나 배로 내려가는 것을 느껴봅니다.

당신의 몸이 그 사물 한 개 만큼 더 무거워졌음을 느낄 수도 있습니다.

Jon Kabat-Zinn에서 발췌. Jon Kabat-Zinn이 1990년도 저작권을 가지고 있음. Randon House의 지국인 Dell Publishing의 허락을 받아 인용.

보디 스캔 명상

수련 1.2

눈을 편안히 감고, 호흡의 감각을 느끼기 위해 잠시 시간을 가져 봅니다. 준비가 되면 신체의 감각에 주의를 가져와서, 자신의 몸이 의자나 바닥에 닿아있는 감각이나 압박하는 감각에 주의를 기울여봅니다. 숨을 한 번 내 쉴 때마다 자신의 몸이 바닥(또는 의자)으로 조금씩 더 깊이 내려가도록 놓아둡니다.

이 수련의 목적은 어떤 것도 변화시키거나 다르게 느끼려고 하는 것이 아닙니다. 또한 자신을 이완하거나 또는 고요해지려고 하는 것도 아닙니다. 그것은 일어날 수도 있고 일어나지 않을 수도 있습니다. 이 수련의 목적은 가능한 최선을 다해서 당신이 몸의 각 부분에 주의를 기울일 때 느껴지는 어떠한 감각이라도 그것을 자각하는 것입니다. 마음이 몸에 대한 집중에서 벗어나 방황하는 것을 알아차리면 단순히 그것을 몸에 대한 자각으로 되돌리면 됩니다.

이제 자신의 자각을 복부의 신체 감각으로 가져와서 숨을 들이쉬고 내쉴 때 거기에 있는 감각을 자각합니다. 숨을 들이쉴 때와 내쉴 때 어떤 감각의 변화가 있는지 느껴보기 위해 잠시 시간을 가져봅니다.

복부에서 느끼는 감각을 알아차리고 나면, 자각의 초점을 몸의 아래쪽으로 내려가서 왼쪽 발가락으로 옮깁니다. 왼발의 엄지발가락에 집중해보세요. 거기에서 느껴지는 모든 감각들을 알아차립니다. 그런 후 왼발의 발가락 하나하나에 집중해서 온화한 호기심을 가지고 감각들을 알아차려 봅니다. 발가락과 발가락이 닿아있는 감각, 저린 감각이나, 따뜻함 또는 아무 감각이 없을 수도 있습니다. 감각을 느낄 수 없는 부위가 있으면 단지 그 부위에 주의를 집중해서 거기에 있는 무엇이라도 알아차립니다.

준비가 되면, 숨이 폐로 들어가는 것을 느끼거나 상상해 보고 몸을 따라 숨을 아래로 내려보내서 왼발로 그리고 각 발가락으로 보냅니다. 그런 후 숨이 발가락에서부터 몸을 따라 코로 되돌아오는 것을 상상해 봅니다. 숨을 왼쪽 발가락으로 내려보내고, 그것이 다시 코로 돌아오게 합니다. 가능하면 이것을 몇 차례 반복해보십시오. 만일 그것이 어려우면 가능한 만큼 재미있게 해 보세요.

준비가 되면 발가락에 대한 자각을 놓아버리고 왼발의 발바닥의 감각에 자각을 가져와서(bringing awareness) 거기에 있는 모든 감각들을 느끼면서 온화한 호기심을 가지고 알아차립니다. 이제 자신의 주의를 발등으로 가져오고 그 후에는 발목으로 가져옵니다. 발목에 있는 근육과 뼈와 인대들을 느껴 보세요. 이제 주의를 종아리로 옮깁니다. 피부와 옷이 닿아있는 감각을 느껴보고 어떠한 근육의 감각이라도 느낍니다. 무릎으로 올라와서, 각 부위에 숨을 불어넣으면서 거기에 있는 모든 감각들을 가능하면 많이 알아차려 보세요. 자신의 자각을 마치 스포트라이트처럼 몸을 따라 천천히 옮겨가면서 거기에 있는 감각들을 알아차립니다. 다시 한 번 아무 감각이 없는 부위가 있다면 단지 가능한 것을 느끼면 됩니다. 이제 자신의 주의를 왼쪽 허벅지로 가져와서 거기에 있는 감각을 알아차립니다. 자신의 허벅지가 의자에 눌리는 감각을 느끼기도 하고, 만일 당신이 누워있다면 허벅지가 바닥에 닿아 있는 감각을 느껴봅니다.

이 연습을 하는 동안 마음은 불가피하게 시시각각 호흡과 몸에서부터 벗어나게 됩니다. 이것은 완전히 정상적인 일입니다. 마음은 원래가 그러합니다. 당신이 그것을 알아차리면 단지 그것을 인식하고, 자신의 마음이 어디로 갔는지 알아차리고 다시 주의를 부드럽게 몸으로 되돌리기만 하면 됩니다.

이제 오른쪽 다리를 지나 오른쪽 발과 발가락에 자신의 주의를 내려보냅니다. 다시 한 번 숨이 발가락으로 갔다가 몸통을 통해 되돌아와서는 코 밖으로 나가는 과정을 마음속으로 그려 봅니다. 발가락에서 일어나는 어떠한 감각이라도 단지 있는 그대로를 허용하면서 거기에 온화한 호기심과 함께 계속해서 자각을 가져옵니다. 이제 오른쪽 발바닥, 발등, 발목을 느끼면서 알아차립니다. 이제 위로 올라가 자신의 자각을 종아리로 가져와서 거기에 있는 감각을 알아차립니다. 그리고 오른쪽 무릎으로 갑니다.

이러한 부위들에서 어떠한 통증이나 불편감이라도 느끼게 되면 단지 그것을 알아차리고 거기에 숨을 불어넣으면서 최선을 다해 있는 그대로 놓아둡니다. 이제 자신의 자각을 부드럽게 오른쪽 허벅지로 보내서 거기에 있는 감각을 알아차립니다. 그리고 둔부와 허리로 갑니다. 의자(또는 바닥)위에서 자신의 무게를 느껴봅니다. 이제 집중하는 부위를 복부로 천천히 옮겨 갑니다. 호흡에 따라 그것이 올라갔다 내려오는 것을 느낍니다. 이제 가슴으로 자각을 옮겨갑니다. 가능한 많은 감각을 단순히 느끼기만 합니다. 주의라고 하는 스포트라이트를 뒤쪽으로 비추어서 허리와 등을 따라 의자나 바닥에 닿은 감각을 느껴보세요. 어떠한 긴장감이나 불편감이 있는 부위라도 느껴봅니다. 이제 가슴과 어깨로 올라갑니다.

몸의 어떤 특정한 부위에서 긴장감이나 또는 다른 강한 감각을 자각하면, 거기에 숨을 불어넣으면서 바로 그 감각 안으로 들어가서 자각하고 그리고 숨을 내쉬면서 가능한 최선을 다해 놓아버립니다.

방황하는 생각을 알아차리거나 또는 마음이 분산되거나, 안절부절못하면, 단순히 그것 또한 알아차리세요. 괜찮습니다. 그리고 단순히 자신의 주의를 몸의 감각으로 되돌리면 됩니다.

이제 자신의 주의를 왼쪽 팔을 따라 아래로 내려가서 왼손 손가락으로 가져갑니다. 손가락 하나

하나를 느껴보고 의자나 몸에 닿아있는 곳이 어디인지 가늠합니다. 위로 올라와서 손목과 전완으로 갑니다. 거기에 있는 모든 감각들을 알아차리고, 팔꿈치, 상완, 어깨로 가서 어떤 긴장이나, 조이는 느낌이라도 있는지 알아차립니다.

이제 부드럽게 자신의 주의를 몸을 가로질러 오른편으로 옮겨 갑니다. 거기서 오른팔을 따라 아래로 내려가서 오른손 손가락으로 갑니다. 손가락 하나하나를 느껴보고 어떠한 저린 느낌이나 움직이고 싶어 하는 충동이라도 있는지 알아차립니다. 이제 자신의 주의를 손바닥과 손목, 전완과 팔꿈치로 옮겨갑니다. 이제 상완과 어깨로 주의를 집중합니다.

이제 자신의 주의를 목으로 보냅니다. 거기에 어떤 조이는 느낌이나 긴장감이 있는지 느껴보세요. 감각을 느끼는 것이 어려운 부위가 있는지 자각해보세요. 이제 뒷머리로 초점을 옮겨 갑니다. 머리카락을 느낄 수 있는지 보세요. 왼쪽 귀를 알아차리고 그런 후 오른쪽 귀를 자각합니다. 이제 이마로 갑니다.

이제 얼굴로 가서 거기에 있는 감각들을 탐구합니다. 눈과 뺨, 코로 갑니다. 코 끝에서 숨의 따뜻한 감각을 느낄 수 있는지 보시고, 들이쉬고 내쉴 때 그것이 변하는지 보세요. 입술, 턱에 있는 어떠한 감각이라도 느껴보고, 또 어떠한 조이는 느낌이라도 느낍니다. 머리끝 두정부에 자각을 가져옵니다.

이렇게 온몸을 "살펴본" 후 몸 전체를 자각하는 시간을 몇 분 정도 가져 봅니다. 그리고 숨이 몸 안으로 그리고 몸 밖으로 자유롭게 흘러가는 것을 자각해보세요.

이제 아주 천천히 그리고 부드럽게 온몸에 대한 자각을 유지하면서 준비가 되었을 때 몸을 조금씩 움직여 보고 손가락과 발가락을 꼼지락거려보고, 부드럽게 뻗어보고 그리고 눈을 뜨고 방과 주위에 있는 사람들을 자각합니다.

Jon Kabat-Zinn이 2002년도 저작권을 가지고 있음. 보디 스캔 명상, 심신자각 수련 안내 CD, 연속기획 1편에서 발췌.

회기 개관
유인물 1.1

1회기 : 자동조종과 재발

첫 회기에서 우리는 "자동조종" 즉 우리가 하고 있는 것에 대해서 충분한 자각 없이 기계적으로 또는 무의식적으로 행동하는 경향에 대해 토론한다. 우리는 이것을 특히 알코올 또는 약물 사용(자각 없이 갈망과 충동에 따라 "자동적으로" 행동하는) 과의 관계에 대해 토론한다. 신체에 대해 의도적으로 주의를 가져오는 것을 수련하는 보디스캔으로 탐구를 시작한다.

2회기 : 유발요인과 갈망에 대한 자각

이 회기에서는 유발요인, 갈망, 그리고 약물 사용에 대한 생각에 대해 그것을 자동적으로 행동으로 옮기지 않고 단지 있는 그대로 경험하는 것을 배우게 된다. 우리는 유발요인을 인식하고 그것에 대해 몸이 어떻게 반사적으로 반응하는지 특히 갈망에 종종 수반되는 감각, 생각, 그리고 감정을 인식하는 것에 초점을 둔다. 우리는 심신자각을 통해 이 전형적인 자동적 과정에 대해 더 많이 자각함으로써 갈망과 충동이 일어날 때 그것에 대한 대응을 선택할 수 있는 힘을 기르는 것을 배운다.

3회기 : 일상생활에서의 심신자각

우리는 정좌 또는 와상 수련을 통해 익힌 심신자각의 자질을 일상생활에서 마주치는 상황으로 확장시키기 위한 방법으로 "깨어있는 공간(SOBER space)"을 학습한다. 이것은 갈망과 충동, 그리고 동반되는 다양한 신체 감각과 감정에 대해 유해한 방식으로 반사적으로 반응하지 않고 단지 그것들과 "함께 존재"하는 것을 배우도록 돕는다. 이 회기에서 또한 격식적인 정좌명상의 수련을 시작한다.

4회기 : 고위험 상황에서의 심신자각

심신자각을 활용하여 이전에 종종 물질 사용과 관계가 있었던 상황이나 사람들과의 관계에서 자동적으로 물질을 사용하지 않고 약물 사용에 대한 압박이나 충동을 경험하면서 현재 순간에 존재하는 것에 초점을 둔다. 우리는 개인적인 재발 위험요인을 찾아내고 고위험상황에서 일어나는 격렬한 느낌에 대처하는 방법을 탐구한다.

5회기 : 수용과 능숙한 행동

원하지 않는 생각이나 느낌, 감각들을 받아들인다는 것은 종종 역설처럼 느껴질 수 있다. 그러나 이것은 변화로 가는 첫걸음이다. 현재 순간의 경험을 수용하는 것은 자신을 진실로 보호하고 최선의 행동이 무엇인지 보다 명확하게 볼 수 있는 중요한 기초가 된다. 우리는 '깨어있는 호흡공간' (SOBER breathing space) 과 같은 기술을 수련하고 이것을 어려운 상황에서 활용하는 것에 초점을 둔다. 이 회기는 고위험상황 및 일상생활에서 경고 신호를 알아차리고 멈추는 것에서부터 능숙한 행동을 취하는 것으로 나아간다.

6회기 : 생각을 생각으로 보기

우리는 생각을 단순히 생각으로 경험하는 것 (그것이 사실처럼 느껴질 때라도) 에 초점을 두고 생각에 대한 자각과 생각과의 관계를 더 깊이 탐구한다. 우리는 재발 경로에서 생각의 역할은 무엇인지, 특히 문제가 되는 특정한 생각들은 무엇인지 그리고 이들을 보다 능숙하게 다룰 수 있는 방법에 대해 탐구한다.

7회기 : 자기 돌보기와 생활방식의 균형

이 회기는 재발에 대한 개인적인 경고 신호와 이것이 나타났을 때 최선을 다해 대응하는 방법에 대해 초점을 맞춘다. 이것은 보다 광범위한 생활양식의 선택과 균형 및 자기-연민, 그리고 온전하고 건강한 생활의 한 부분으로서 마음을 풍요롭게 하는 활동의 중요성에 대한 토론을 포함한다.

8회기 : 사회적 지지와 계속해서 수련하기

이 마지막 회기에서 우리는 모든 치료과정을 통해 배운 기술과 수련을 복습하고 지지 체계 형성의 중요성을 토론한다. 우리는 치료과정을 통해 학습한 것을 숙고하고 일상생활 속에 심신자각 수련을 도입하는 개인적인 계획을 공유하는 시간을 가진다.

심신자각의 정의

유인물 1.2

심신자각이란 특별한 방법으로, 즉, 의도적으로, 현재 순간에, 비판단적으로 주의를 기울이는 것을 의미한다.

Jon Kabat-Zinn

Mindfulness means paying attention in a particular way:
on purpose, in the present moment
and nonjudgementally.

-JON KABAT-ZINN

Sarah Bowen, Neha Chawla, and G. Alan Marlatt의 심신자각에 근거한 중독 행동의 재발예방 : 임상적 지침에서 인용.

1회기 주제와 숙제
자동조종과 재발
유인물 1.3

주제

자동조종이란 자각 없이 반사적으로 반응하는 경향을 말한다. 약물이나 알코올에 대한 갈망이나 충동을 경험할 때 우리는 종종 자동조종 모드에 빠진다. 즉 무슨 일이 일어나고 있는지 그리고 무슨 결과가 일어날지에 대한 충분한 자각 없이 그것을 행동에 옮긴다. 심신자각은 이러한 자동조종 모드에서 벗어나서 습관적이고 자기 파괴적인 방식으로 반응하는 것이 아니라 우리의 자각을 증진시키고 보다 의식적인 선택을 할 수 있도록 돕는다.

1회기 숙제

1. 보디 스캔

다음 회기까지 7일 중 6일 간 보디 스캔을 수련하기 위해 최선을 다한다. 이것을 수련함에 있어서 어떤 "올바른" 방법이나 특별히 당신이 경험 "해야 하는" 것은 아무것도 없다. 단지 현재 순간에 무슨 일이 일어나든지 알아차리도록 하라.

2. 일상 활동에서 심신자각

당신이 매일 하고 있는 한 가지 활동(예 : 설거지나 커피 또는 차 마시기 등)을 선택해서 가능한 최선을 다해 건포도 연습에서 한 것과 같은 방식으로 온전한 주의를 기울인다. 당신은 일어나는 감각, 생각, 또는 느낌뿐만 아니라 대상이나 활동의 특징을 알아차릴 수 있다.

3. 일일 수련 기록지 작성

매일 시행한 심신자각 수련(보디 스캔과 일상 활동 속에서의 심신자각)을 기록하라. 정직하게 기록한다. 당신이 얼마나 잘했는지 잘못했는지에 대해 비난받지 않을 것이다. 자신의 경험에 대해 어떠한 소감이나 수련의 어려움이라도 간략히 언급한다.

일일 수련 기록지

유인물 1.4

지침 : 매일, 당신의 명상 수련을 기록하고, 장애물, 관찰 사항들 또는 의견도 쓰시오.

날짜/요일	CD를 사용한 격식적 수련 : 얼마나 오랫동안 했는가?	일상 활동에서의 심신자각	관찰 사항/의견
	________분	어떤 활동들?	
	________분	어떤 활동들?	
	________분	어떤 활동들?	
	________분	어떤 활동들?	
	________분	어떤 활동들?	
	________분	어떤 활동들?	
	________분	어떤 활동들?	

2회기

유발요인과 갈망에 대한 자각

"자극과 대응사이에 어떤 공간이 있다.
우리가 어떻게 대응할 지 선택할 수 있는 힘이 그 공간 속에 존재한다. 우리의
성장과 자유는 우리가 어떤 대응을 하는가에 놓여 있다."
- VIKTOR E. FRANKL -

준비물

- ◆ 화이트보드/마커
- ◆ 종
- ◆ 유인물 2.1 : 명상 수련 및 일상생활에서의 흔한 어려움들
- ◆ 유인물 2.2 : 유발요인 알아차리기 기록지
- ◆ 유인물 2.3 : 2회기 주제와 숙제 : 유발요인과 갈망에 대한 자각
- ◆ 유인물 2.4 : 일일 수련 기록지

주제

이번 회기의 주제는 유발요인을 인식하고 그것들에 대해 자동적으로 반응하지 않고 있는 그대로 경험하는 연습에 대해 소개한다. 우리는 유발요인을 찾아내고 그것이 어떻게 감각이나 생각, 감정 그리고 행동으로 연쇄적인 반응을 일으키는지를

관찰하는 것을 배우게 된다. 심신자각은 이 과정을 자각함으로써 자동적이고 반사적인 행동을 차단하여 더 유연한 선택을 가능하게 한다.

목표

- ◆ 신체감각에 대한 자각을 증진시키는 수련을 계속 한다.
- ◆ 유발요인에 대해 반사적으로 일어나는 신체적, 정서적, 인지적 반응을 자각하는 수련을 한다.
- ◆ 이러한 반사적인 반응이 어떻게 습관적인 행동을 야기하고 그 순간에 일어나고 있는 것을 자각하지 못하게 하는지 보여준다.
- ◆ 이러한 전형적인 자동과정 속에서 "멈춤"을 할 수 있게 하는 방법으로서 심신자각을 소개한다.

회기 개요

- ◆ 들어가기
- ◆ 보디 스캔(수련 1.2)
- ◆ 숙제 검토와 어려움에 대한 토론
- ◆ 거리에서 걷기 연습 (수련 2.1)
- ◆ 충동의 파도타기 연습 (수련 2.2)과 갈망에 대한 토론
- ◆ 산 명상 (수련 2.3)
- ◆ 숙제
- ◆ 마무리

숙제

- ◆ 보디 스캔
- ◆ 일일 수련 기록지
- ◆ 유발요인 알아차리기 기록지
- ◆ 일상 활동에서 심신자각

들어가기

촉진자는 참가자의 이름을 부르거나 또는 동시에 "당신이 지금 알아차리고 있는 사물 한두 가지나 당신의 느낌을 묘사해보세요."라고 말하면서 시작한다. 들어가기는 간단한 것이 가장 좋다.

보디 스캔

2회기 이후 각 회기는 20분에서 30분 정도의 명상을 한 후 그 경험을 토론하는 것으로 시작한다. 1회기의 보디 스캔 (수련 1. 2) 을 2회기에서 다시 한 번 수련한다. 각 회기를 명상 수련으로 시작하는 것은 치료과정의 체험적 성격을 강화하기 위함이다.

숙제 검토와 흔한 어려움에 대한 토론

첫 번째 숙제 검토 시간에는 참가자가 기록지를 완성했는지 확인하고 강조하는 것이 좋다. 잠깐이라도 기록지에 대해 검토함으로써 기록지를 완성한 사람의 행동을 강화하고 완성하지 못한 사람에 대해서는 동기를 부여한다.

지금까지 참가자들은 음성녹음 CD를 통해 집에서 보디 스캔 명상의 경험에 따르는 전형적인 어려움을 경험하였을 것이다. 따라서 2회기의 중요한 목적은 이러한 어려움들을 인식 및 토론하고 관심과 질문을 다루면서 명상에 대한 오해를 바로잡는 것이다. 이 토론의 형식과 스타일은 앞 회기와 유사한데 참가자의 경험에 대해 호기심을 보여주고 비판단적인 태도를 취하는 것이다. 이번 회기에서 제기되는 가장 흔한 주제는 신체적 불편감, 졸림, 안절부절못하는 느낌, 자기비난, 그리고 평온과 이완에 대한 기대에 관한 것이 될 것이다.

이러한 어려움들은 전통적인 불교의 가르침에서 기술되어있는 것들을 반영하고 있다. MBRP에서 촉진자가 불교적 용어를 언급하는 것이 필요한 것은 아니지만 (추천되지도 않지만) 심신자각 명상을 수련하는 사람들에게 종종 일어나는 어려움들을 규명하는 데에 이러한 틀은 유용할 수 있다 (유인물 2. 1). 전통적인 심신자각 명상의 가르침은 다섯 가지 범주의 어려움에 대해 기술하고 있다 : (1) 혐오, 이는 두려움, 분노, 짜증, 분개 및 이들의 다양한 형태이다; (2) "갈망과 욕망" 또는 욕구의 경험, 이는 이완이나 평온함을 느끼고 싶어 하는 미세한 것에서부터 약물 사용에 대한 강렬한 충동과 같은 극단적인 것에 이르기까지 다양하다; (3) "안절부절못하는 것", 이는 움직이고 싶은 강한 욕망과 같이 신체적인 것으로 느껴질 수도 있다. 또한 정신적인 것으로 경험될 수도 있다; (4) "나태와 무감각", 이는 기면, 정신적 지루함, 졸림과 같은 것이다; (5) "의심", 이는 사람에 대한 의심, 수련과 그 목적, 유용성에 대한 의심과 같은 것이 있다.

이러한 상태가 나타날 때 명상수련자가 공통적으로 경험하는 것은 마치 이것이 수련을 방해하는 것처럼 생각하여 이를 제거하고 다시 명상으로 되돌아가려고 시도하는 것이다. 비록 이러한 상태에 효과가 있는 기술적인 방법들이 있기는 하지만 그것을 있는 그대로 관찰하는 것이 자연스러운 명상의 일부이다. 마치 몸의 상태를 단지 있는 그대로 관찰하는 것이 보디 스캔 수련의 일부인 것과 같다. 우리는 이러한 상태들을 인식하고 거기에 저항하거나 제거하려고 하는 대신 호기심을 가지는 태도를 양성하기 위한 수련을 하려고 한다. 다음은 이러한 어려움이 참가자에게 일어날 때 공통적인 현상을 기술하고 있다.

혐오

신체적인 불편감을 경험할 때 우리는 혐오에 대해 작업할 수 있는 첫 번째의 기회를 맞이한다. 첫 회기 주말 즈음이면 참가자들은 신체의 불편감과 통증, 그리고 이들에 대한 반사적인 반응에 대해 보다 예민하게 알아차릴 수 있게 된다. 짜증과 자기비판을 비롯하여 이러한 상태를 변화시키거나 제거하고자 하는 욕망과 같은 것들을 공통적으로 경험한다. 참가자들은 또한 명상이 "즐겁거나" 또는 "행복으로 충만한" 경험을 제공할 것이라는 가정이나 기대와는 달리 혼란, 의심 그리고 실망과 같은 것들을 경험할 수 있다. 따라서 특히 초기 회기에서 심신자각 명상의 목적과 의도에 대해 반복적으로 강조할 필요가 있다. 이 두 번째 주부터 우리는 불편함이나 원치 않는 경험을 포함하는 모든 현상들과 그것들에 대한 반응에 대해 보다 잘 알아차리고 받아들이는 것이 목적임을 강조한다. 참가자들이 자발적으로 제기하지 않더라도 이러한 경험에 대해 질문하는 것이 핵심적으로 중요한 것이다. 이러한 경험을 다루지 않는다면 참가자들은 실망하게 되어 마치 그들이 "제대로" 하지 못하거나 "올바로" 하지 못한다는 느낌을 가질 수 있다. 초기 회기에서 이러한 공통의 어려움에 대해 토론하는 분위기를 만드는 것이 특히 중요하다. 유쾌함과 불쾌함을 포함하는 모든 경험을 비롯하여 어떤 것도 "옳거나", "더 좋은"것이 아님을 강조하는 것이다.

참가자 : 나는 무릎이 너무 가려워서 음성에 집중할 수 없었어요. 그것을 무시하려고 애썼지만 자꾸만 신경이 쓰였어요.

촉진자 : 가려움이란 어떤 것이었지요?

참가자 : 아주 성가신 것이어서 긁고 싶어졌지요.

촉진자 : 그래서 당신은 가려움을 느꼈고 그것이 성가셔서 긁고 싶은 충동을 느꼈단 말이군요. 그 충동은 어떻게 느껴졌어요?

참가자 : 안절부절못하는 느낌이었어요. 그것이 나의 수련을 방해하는 것으로 느껴졌지요.

촉진자 : 어떤 생각이 일어났군요.

참가자 : 네. 나는 "이것이 방해해서 집중할 수 없어."라고 생각한 것 같아요.

참가자2: 나는 등에서 긴장감이 같은 식으로 느껴졌어요.

촉진자 : 좋아요. 감사합니다. 그런데 이것은 흔한 경험입니다. 어떤 불편감을 경험하면, 그것을 없애버리고 싶은 욕구가 일어나지요. 이번 주 수련에서는 그러한 가려움이나 긴장감에 대해 호기심을 가지고 자각하는 것이 어떠한 것인지 알 수 있게 될 겁니다. 그 가려움이 어떻게 느껴지는지 알아차리기만 하세요. 저리는 느낌입니까? 화끈거리는 느낌입니까? 그 순간에 일어나는 현상을 단지 있는 그대로 살펴보세요. 이 연습은 당신이 무엇을 경험하든지 그것을 자각하는 것에 대한 것입니다. 또한 긁고 싶거나 제거하거나 자세를 바꾸고 싶은 충동이나 좌절감과 같은 당신의 반응을 알아차리세요. 그것이 어떻게 느껴지나요? 물론, 당신은 필요하면 긁거나 자세를 바꿀 수 있습니다. 그러나 우리가 보통 그렇게 하듯이 즉각적으로 반응하지 마시고 그 전에 잠시 동안 그것에 주목하세요. 여러분은 왜 우리가 그것을 원한다고 생각하세요?

참가자3: 글쎄요. 내가 그것을 사라지게 할 수 있는데도 왜 고통과 함께하는 것을 원해야 하나요?

촉진자 : 맞아요. 아무도 불편함을 느끼는 것을 원하지 않지요. 그렇다면 그것과 함께 머무는 것을 연습하는 것은 어떤 가치가 있을까요?

참가자1 : 내 생각에는 자동적으로 반응하지 않는 것일 것 같은데요.

촉진자 : 그래요. 반응하기 전에 멈추는 것을 연습하는 것이지요. 이것이 재발을 예방하는 데에 어떤 도움이 될까요?

참가자1 : 그러니까, 우리가 갈망을 느낄 때 그것에 대해 깊이 생각해보지도 않고 자동적으로 반응하게 돼요.

촉진자 : 그래요. 갈망을 느낄 때 종종 그것이 압도적으로 크게 느껴지거나 행동으로 옮기기 전에는 자각조차 못 할 때가 있지요. 또한 갈망은 가끔 신체적인 경험일 수 있기 때문에 우리가 해야 할 일은 신체적인 감각과 보다 친밀해지는 것, 그리고 갈망에 따라 즉각적으로 반응하지 않고 신체적인 불편을 지켜보는 것이 어떠한 것인지 배우는 일이지요.

참가자2 : 고통을 회피하는 것이 내가 술을 마시는 가장 큰 이유 중 하나였어요. 신체적 고통만이 아니라 정서적인 고통도 포함해서요. 그것이 나를 어떻게 만들었는지 보세요. 회피하는 것은 능사가 아니었지요. 그것은 잠시 동안은 효과가 있지만 결국 문제를 악화시켰어요.

촉진자 : 네. 어떤 점에서 그것은 통증에게 더 큰 힘을 준 것이나 마찬가지예요. 그렇지 않나요? 그래서 가끔 통증과 싸우는 것이 통증 그 자체보다도 더 힘이 들지요. 이것은 통증을 느끼면서 가만히 앉아서 자신을 벌 주라는 뜻은 아니어요; 통증 및 통증과의 싸움에 대해 유연하게 대하면서 확장된 공간(자각의 공간–역자 주)을 만들게 되면 우리가 좀 더 자유롭게 되고 우리의 고통을 완화시킬 수 있도록 통증과의 관계를 변화시킬 수 있지요. 우리가 깊이 주의를 기울이면 통증 그 자체와 "나는 이런 느낌이 싫어."와 같은 통증에 대한 우리의 반사적인 반응 사이에 차이가 있음을 발견하게 돼요. 이러한 반응은 우리를 좌절시키거나 화나게 만듭니다. 그리하여 우리는 이러한 감각들과 함께 단순히 수련을 계속하면서 그것을 좀 더 탐색해 볼 수 있어요. 다시 한 번, 우리는 여기서 자신에 대해 온화한 태도를 가지고 대하고 있는 것이지요. 만일 당신이 정말 거기에 집착해서 그러한 경험과 싸

우고 있다면 그것을 놓아버리고 자세를 바꾸고 자신을 보호하기 위해 먼저 할 것을 하십시오.

여기서 촉진자는 불편한 감각에 대해 단순히 현재 순간에 일어날 수 있는 또 하나의 현상으로 자각한다는 발상을 소개하고 있다. 그리고 수련이 다른 모든 경험을 배제하고 오지 호흡에만 집중하는 것이 아니라 불편한 감각을 포함하는 모든 현상을 알아차리고 호기심을 가지는 것임을 상기시키고 있다. 촉진자는 이것을 갈망에 자동적으로 반응하는 우리의 경향에 대해서도 적용시키고 있다. 촉진자는 또한 심신자각은 우리의 경험을 변화시키려고 하는 것이 아니라 그것과의 관계를 바꾸는 것임을 강조하고 있다. 그것은 고통스러운 경험에 대한 공간(자각의 공간-역자 주)을 창조함으로써 참가자들이 정말 고통스러운 것은 감각이나 느낌 그 자체라기보다는 오히려 그것을 혐오하고 경험을 조종하려는 시도에서 비롯되는 것임을 발견하도록 돕는다.

갈망과 욕망

갈망이나 욕망의 문제는 종종 평화로움이나 이완에 대한 열망의 형태로 일어날 수 있다. 초심자들은 깊은 집중과 더없이 행복한 느낌이 일어나면 "좋은" 수련이고 그렇지 않으면 "나쁜" 수련이라는 공통적인 믿음을 가지고 있다. 그러나 집중 역시 다른 정신적인 상태와 마찬가지로 일어났다가 사라지는 것이다. 그럼에도 명상자는 자신이 산만해지면 명상이 무언가 잘못되었다는 느낌을 가진다. 많은 초심자들이 명상의 목적은 이완이며 따라서 스트레스나 갈등, 그리고 불편함이 즉각적으로 해소되기를 기대한다. 수련이 항상 이러한 상태를 이끌어내지 못하면 그들은 종종 실망하게 된다. 우리가 수련하는 목적은 불편함이나 스트레스를 포함하는 모든 경험에 대해 자각을 증진시키고 포용적이고 비판단적인 자세를 증진시키는 것이라는 사실을 기억하도록 하는 것은 핵심적으로 중요하다. 따라서 평화로움과 이완의 경험에 대해서도 불편함에 대해서와 동일하게 어떠한 생각에 대해서라도 자세히 주의를 기울이는 것이 수련의 목적이라는 마음으로 탐구하도록 한다.

참가자1: 나는 이 수련을 통해 매우 이완되는 것을 발견했어요.

촉진자 : 자신의 몸에서 어떤 특별한 감각이 느껴지는 것을 알아차렸나요?

참가자1: 편안한 느낌이었지요. 불안이 감소되었고요. 마음도 그다지 방황하지 않았어요. 그것은 정말 효과가 있었어요.

촉진자 : "효과가 있었다."는 것은 무슨 뜻이지요?

참가자1: 나는 마음이 더 고요해지는 것을 느꼈어요. 보통 내 마음은 온갖 생각으로 어지러운데 그것이 술을 마시도록 하는 가장 큰 유발요인이지요. 현재 순간에 실제로 일어나는 현상으로 단순히 되돌아오는 것, 그것이 얼마나 놀라운 효과가 있었는지 몰라요.

촉진자 : 그래서 당신은 자신의 마음이 그다지 방황하지 않고 더 고요해지는 것을 알아차렸군요.

참가자1: 그래요.

촉진자 : 명상할 때마다 항상 이완이 된다고 생각하세요?

참가자1: (웃으며) 아뇨. 아마도 아닌 것 같아요.

촉진자 : 매우 즐거운 체험을 한 것 같아요. 그런데 명상을 할 때마다 그것이 다르다는 것을 기억하는 것이 좋을 것 같아요. 어떤 때에는 평화롭고 이완이 되는 이 모든 즐거운 감각들을 체험하지만 또 다른 때에는 졸리거나 안절부절못하거나 동요하게 되지요. 이때 그것이 명상이 효과가 없었다거나 잘못한 것이 아님을 기억하는 것이 매우 중요합니다. 그것은 단지 현재 순간에 일어나고 있는 알아차려야 할 또 다른 마음의 상태일 뿐입니다. 수련의 요점은 특별한 식으로 느끼는 것이라는 생각의 함정에 빠지기가 매우 쉽지요. 그리고 그러한 기대가 충족되지 않을 때 자신을 힘들게 만들지요. 우리는 유쾌하든 불쾌하든 모든 것을 알아차리는 것을 수련하고 있습니다. 그래서 우리의 마음을 더 잘 알게 되고 동일한 흥미와 호기심 그리고 개방성을 가지고 이러한 상태들을 다루려고 하는 것이지요.

안절부절못함과 초조

안절부절못하는 것은 명상에서 흔한 경험으로 신체적으로 경험되기도 하고 정신적으로 경험되기도 한다(예 : 생각의 질주, 과도한 계획이나 생각의 반추). 그것은 종종 불안의 수준이 높은 사람이나 오랫동안 조용히 앉아있는 것에 익숙하지 않은 사람에게 흔히 일어날 수 있다. 다른 모든 어려움들에서와 마찬가지로 그것을 억제하거나 조절하려고 하기보다는 자신의 주의를 그 경험으로 향하게 하는 것이 유용할 수 있다. 단순히 그것의 존재를 인정하고, 호기심을 가지고, 그것이 몸의 어느 부위에서 느껴지는지, 그러한 경험에 대해 마음은 어떻게 반응하는지 알아차리면서, 거기에 다가서는 것이다.

참가자1: 나는 같은 것을 반복해서 듣고 또 듣는 것에 싫증이 났어요. 어젯밤 정말 심한 초조함을 느꼈지요. 그래서 그것을 꺼버렸어요.

촉진자 : 그 초조함이 어떻게 느껴졌어요?

참가자1: 단지 안절부절못하겠더라고요. "이것이 언제 끝나지? 그냥 꺼버리고 싶어." 그런 생각이요.

촉진자 : 몸에 어떤 감각이 있었고 "꺼버리고 싶어."라는 생각을 한 것 같네요. 지난번에 우리가 무엇을 경험하든지 그것은 심신자각 수련의 일부분이라고 이야기한 것을 기억할 수 있을 겁니다. 안절부절못하는 느낌, "끝내고 싶어."라는 생각, 그 생각을 행동으로 옮기고 싶은 충동, 이 모든 것들을 다 포함하지요. 초조감과 그것에 동반되는 감각과 생각에 대한 경험과 그 경험에 대해 자신이 내리는 판단을 알아차리면서 그러한 것들을 확인해보는 것은 흥미로운 일이어요. 그 모든 경험들과 함께 단순히 머무는 것이지요.

참가자2: 수련 중 때때로 나는 지시에 대한 생각에 사로잡히는 나를 발견했어요. 왜 이렇게 해라 저렇게 해라 그러는 거지? 왜 이렇게 멈추는 시간이 길어? 다음에는 또 뭘까? 그러고 나서는 자신을 추스르고는 수련으로 되돌아오지요.

촉진자 : 그래서 당신은 마음이 질문이나 분석에 사로잡히고는 다시 주의를 되돌리는 것을 알아차렸다는 말이군요. 그때 어떤 판단 같은 것은 없었어요?

참가자2: 네. "이봐, 거기, 또 과잉분석하고 있구만." 이라고 한 것 같아요.

촉진자 : 좋아요. 어떤 감정은요?

참가자2: 네. 약간 실망감을 느꼈어요.

촉진자 : 아주 좋아요. 감사합니다. 다시 한 번 우리는 치료과정 전체를 통해 이것을 반복하게 되는데요, 생각이나 판단을 없애는 것이 아니라는 것이지요. 우리는 무엇인가와 싸우거나 없애버리려는 것이 아니어요. 심지어 우리는 늘

이완을 느끼려고도 하지 않아요. 우리는 단지 멈추어서 주목하고, 무엇이 일어나는지 자각하려고 하는 것이지요. 그래서 여러분들이 현재 일어나고 있는 일에 대해 분석하거나 이야기를 전개하다가도 그 순간에 그것을 알아차리면 그것이 심신자각을 하고 있는 순간이어요. 알아차릴 때마다 단순히 놓아버리고 다시 시작하면 돼요. 계속해서 이것을 반복해야 하더라도 강요하거나 싸우지 말고, 싸우고 있는 것을 알아차리게 되면 단지 그것에 주목하고 동일하게 온화한 주의를 기울이면서 놓아버리고 다시 시작합니다.

나른함/졸음

나른함은 초기 명상 수련 특히 보디 스캔을 할 때 누워서 눈을 감기 때문에 흔히 경험하게 된다. 이것은 한편으로는 분주한 생활을 하다가 우리의 신체를 안정시키고 휴식을 취하는 데 대한 자연스러운 반응일 수 있다. 그러나 수련 과정에서 반복적으로 일어나는 졸음과 나른함은 우리가 주의를 기울여야 하는 또 다른 정신 상태로 볼 수 있다. 우리는 졸음의 경험 자체를 관찰할 수 있을 것이다. 그것이 어떻게 느껴지는가? 우리가 깜짝 놀라 졸음이 깨는 순간에 주의를 기울이는 것이 가능한가? 졸음을 느낄 때 마음의 반응은 어떠한 것인가? 자기비판이 있는가? 우리는 졸음이 지속될 때 이러한 상태에 효과가 있는 방법을 제시할 수 있다.

참가자 : 나는 명상이 지루해서 잠에 빠지는 실수를 저질렀어요.

촉진자 : 졸림에 대한 당신의 반응은 무엇이었어요?

참가자 : 음, 처음에는 단지 이완되는 느낌을 경험했기 때문에 좋았어요. 하지만 그것이 몇 차례 반복되자 자신에 대해 조금 실망하게 되었지요.

촉진자 : 그러한 실망과 함께 동반된 어떠한 신체적인 경험이 있었나요?

참가자 : 내 몸에서요?

참가자 : 네. 당신이 실망하고 있다는 것을 어떻게 알았나요?

참가자 : 조금 동요하는 느낌, 그리고 내가 CD를 경청하지 않고 있다는 것을 느꼈어요.

촉진자 : 그래서 당신은 동요하는 신체적인 느낌과 '난 CD를 듣고 있지 않아'하는 생각을 했군요.

참가자 : 네.

촉진자 : 그렇다면 그 순간에 당신은 좌절의 경험으로 주의를 가져올 수 있을 거예요. "음, 좌절의 느낌이란 어떤 것일까?" 하고요. 당신은 또한 잠에 빠지기 직전에 느껴지는 졸음에 대해서도 주의를 기울일 수 있을 겁니다. 당신이 처음 정신을 차렸을 때의 변화나 깜짝 놀라는 반응을 느낄 때 일어나는 생각과 실망하는 감정과 신체적인 느낌에 주목해 보세요. 이 모든 것을 수련의 일부로 만들 수 있어요. 그것은 일어나고 있는 현상이기 때문에 실제로 그 순간의 당신의 수련입니다. 우리는 어떠한 경험에 대해서도 호기심과 함께 보다 개방적이고 이완된 자각을 통해 "옳음"과 "틀림"에 대한 판단을 하지 않고 관찰하는 것을 수련하는 것이지요. 있는 그대로 단순히 놓아둡니다.

만일 졸음이 자꾸 반복해서 일어나면 똑바로 앉아서 보다 각성시키는 자세를 취하는 것이 도움이 될 수 있을 거예요. 일어서도 되고요. 눈을 떠서 빛을 보거나 다른 시간대에 수련을 하는 것도 시도해 볼 수 있지요. 자신을 실험하면서 어떤 일이 일어나는지 보세요.

다시 한 번 촉진자는 졸음에 대해서도 그 특징과 마음의 반응(예를 들어, 자기판단, 짜증, 실망) 양자 모두에 대해 호기심을 가지고 현재 순간을 관찰하는 것에 주의를 기울이고 있다. 또한 그것이 반복될 때 취할 수 있는 방법을 제시하고 있다.

의심

앞에서 말했듯이, 의심은 몇 가지의 형태로 체험된다. 여기에는 수련 그 자체에 대한 의심이나 또는 그것을 할 수 있는 자신의 능력에 대한 의심이 포함된다. 자기비판은 특히 초심자 단계에서 혐오와 의심의 공통적인 현상이다. 그것은 졸음이나 안절부절못함 또는 불편함과 같은 어려움에 대한 한 가지 반응으로 나타나거나 체험된다. 그것은 또한 생각이나, 감각 또는 어떤 정서 상태에 대한 반응으로 일어나기도 한다. 우리는 비판의 경험

특히 어려움이나 불쾌함 (예를 들면, 졸음, 통증 또는 분노) 에 대한 반응으로 나타나는 비판의 경험에 대해 반복적으로 탐문해 보는 것이 유용함을 발견했다. 자기비판에 대해 탐문함으로써 그것을 더 많이 자각할 수 있을 뿐 아니라 "놓아버림"의 기회 즉, 자신과 자신의 경험에 대해 보다 폭넓은, 온화한 그리고 연민 어린 태도를 취할 수 있게 한다. 참가자들 또한 동료 회원들의 언급에 반영되어 있는 자기비판의 내용에 대해 들을 때 그것의 보편성을 인식할 수 있는 기회를 얻는다.

거리에서 걷기 연습

이 연습 (수련 2.1) 의 의도는 참가자들이 모호한 자극에 대해 마음이 최초로 반응하는 것을 관찰하고, 뒤따르는 생각이나, 감정, 신체 감각, 그리고 충동을 확인하려고 하는 것이다. 시나리오는 의도적으로 매우 단순하고 간략하게 제시하도록 한다. 핵심 자극을 모호하게 유지하는 것이 중요하다. 즉, 시나리오 속의 가상 인물이 손짓에 대한 반응을 보이지 않는 것에 대해 중립적인 태도와 언어로 말하고 거기에 어떤 의미를 부여하지 않도록 해야 한다. 이것은 마음이 자신의 이야기를 상황에 투사하도록 만든다.

연습 후에 참가자들은 자신의 마음을 스쳐 간 생각이나 이미지를 기술하고 어떤 느낌이나 감각, 또는 충동의 반응이 일어났는지 말하도록 유도하고 이것들을 화이트보드에 적는다. 우리는 종종 생각, 감정, 그리고 신체 감각들을 구별하고 이러한 경험들이 서로에게 어떤 영향을 주었는지 (예 : 어떤 생각이 어떤 느낌을 유발하는지) 밝히기 위해 세로단으로 묶는다. 앞에서 토론하였듯이 모호하거나 불명확한 유발요인이나 상황과 마주쳤을 때 이러한 반사적인 반응이 익숙한 것인지 질문하여 참가자들이 자신의 생각, 가정, 또는 반응의 유형을 인식하도록 하는 것이 종종 도움이 된다.

이 연습은 또한 참가자들이 동일한 사건에 대한 다양한 해석이 가능하다고 하는 것을 보게 하고 이것이 "사실"이라기보다 "해석", 또는 이야기로 인식할 수 있도록 도움을 준다. 우리는 참가자들이 종종 생각과 느낌 또는 감각을 구별하는 데에 어려움이 있는 것을 발견했다. 자신의 반사적인 반응에 대해 이렇게 인식하고 이름을 붙이는 것 (labelling) 은 자각을 증진시키고 연쇄적으로 일어나는 반사적인 반응의 경험을 멈출 수 있도록 도와준다. 우리는 또한 이 연습을 다음 연습을 위한 준비로 사용하는데, 그것은 보다 어렵거나 갈망이나 충동을 유발하는 상황 속에서 자신의 생각, 느낌, 그리고 감각을 자각하는 것이다.

촉진자 : 여러분들은 이 연습에서 무엇을 알아차렸나요?

참가자1: 나는 불안을 느꼈어요.

촉진자 : 좋아요. 그 느낌에 동반된 어떤 생각이라도 있었나요? 먼저 어떤 현상이 일어났어요?

참가자1: 먼저 나는 그를 보았을 때 흥분되는 것을 느꼈어요. 그런 후 그가 손을 흔들지 않았을 때 "왜 그는 나에게 인사를 하지 않을까?"하고 생각하면서 불안을 느꼈어요.

촉진자 : 그래서 당신은 그를 처음 보았을 때 흥분을 느꼈군요. 그 흥분이란 건 어떤 것이었어요?

참가자1: 일종의 가벼운 느낌, 특히 몸의 윗부분에서요.

촉진자 : 가벼움이라. 그런 후 그가 손들지 흔들지 않을 때 당신은 "왜 인사를 하지 않을까?"하고 생각하면서, 불안해졌군요. 그래요?

참가자1: 네.

촉진자 : 그 불안에 대해서는 어떤 경험을 하였나요? 어떤 생각? 신체의 감각?

참가자1: 신체적인 것은 아니었어요. 그것은 보다 정신적인 것이었는데. 마음속에서 온갖 생각이 일어나면서 "왜 손을 흔들지 않지? 나를 보지 못했을까?" 혹은 어쩌면 개인적인 이유가 있었겠지요. 내가 뭔가 잘못했나?

촉진자 : 좋아요. 그래서 첫 생각이 떠오르고 더 많은 생각이 뒤를 잇고, 아마도 왜 그런 일이 일어났을까 하는 데 대한, 그것을 이해하고자 하는 이야기들이었군요. 그리고 약간의 자기 의심도 섞여 있었던 것 같은데요. 당신이 뭔가를 잘못 했을지 모른다는 가정을 하면서 말이죠. 이러한 반사적인 반응들은 익숙한 것들인가요?

참가자1: 네. 그래요. 일이 잘못되면 그것이 나의 실수 때문일지 모른다고 가정하는 경향이 있어요.

촉진자 : 좋아요. 어떤식으로 반사적으로 반응하고 싶어하는 충동이 일어나는 것을 알아차렸나요?

참가자1: 네. 집에 가고 싶어졌어요. 혼자 있고 싶었지요.

촉진자 : 그 말씀을 해 주신데 대해 감사해요. 비슷한 또는 다른 경험을 하신 분이 계신가요?

참가자2: 나는 그의 시선을 끌려고 소리를 질렀어요.

촉진자 : 좋아요. 그의 시선을 돌리려고 하기 직전에 경험한 당신의 느낌이나 생각을 기억할 수 있겠어요?

참가자2: 혼란스러웠어요, 그리고 "날 못 봤나?"하는 생각이 뒤따랐어요. 그런 후 시선을 돌리려는 충동이 일어났지요.

촉진자 : 그래서 혼란을 느꼈고, 그리고 생각, 그리고 충동이 뒤따랐군요. 충동이 일어났을 때 어떤 감각이라도 일어나는 것을 알아차릴 수 있었어요?

참가자2: 호흡이 변화하는 것을 알아차렸어요. 약간 빨라지면서 몰아쉬고 있었어요.

촉진자는 화이트보드 위에 생각, 신체감각, 감정, 충동에 관한 세로단을 만들어서 좀 더 많은 예를 물어보아도 좋다. 이것은 참가자들이 겉보기에 자동적이고 압도적인 경험에 대해 스스로 이러한 구별을 할 수 있도록 도움을 줄 수 있다. 그들은 또한 어떻게 생각, 느낌, 그리고 감각들이 서로를 유발하면서 증식해 가는지 볼 수 있게 된다.

촉진자 : 그래서 여러분은 여기서 동일한 사건에 대해서 서로 다른 반응들을 볼 수 있어요. 어떤 것이 맞나요? (참가자들은 어느 하나의 해석이 "옳다"고 할 수 없다고 말한다.) 옳고 그른 것은 없어요, 그렇지 않아요? 모두가 다 단지 해석이고 반응이지요. 왜 이러한 반사적인 반응들에 대해 더 많은 자각을 하는 것이 중요할까요? (토론은 자동적인 반응에서 벗어나는 것이 보다 의도적인 선택을 할 수 있는 자유를 준다고 하는 지난주의 토론에 대해 다시 언급할 수 있다.)

이 연습을 통해 무엇을 배웠는지 물어본다면 사람들은 흔히 어떤 사건에 대한 자신의 해석이 어떻게 생각과 감정에 영향을 주게 되고 또한 어떻게 이것이 자동적으로 일어날 수 있는지에 대해 인식하게 되었다고 말한다. 그들은 또한 자신의 해석이 항상 "사실"을 반영하는 것은 아니며 이것이 또한 불필요한 곤란이나 반사적으로 반응하는 행동을 초래할 수 있음을 인식하기 시작한다. 이 연습은 참가자들이 보다 어려운 상황에서 일어나는 동일한 종류의 반사적인 반응에 주의를 기울이도록 하는 다음의 연습을 위한 기초가 된다.

충동의 파도타기 연습과 갈망에 대한 토론

이 연습(수련 2.2)은 약물 사용에 대한 갈망과 충동에 대해 두려워하거나 저항하는 데에서부터 보다 호기심어린 친절한 마음으로 "함께 존재하는" 경험으로 옮겨가기 위해 고안되었다. 이것은 참가자들이 갈망에 대해 보다 미묘한 차이를 탐구할 수 있게 하는데, 먼저 갈망에 따르는 신체감각뿐만 아니라 동반되는 생각과 충동에 대한 관찰을 통해 반사적 반응, 패배감 또는 두려움을 느끼게 하거나 그러한 경험을 조절하려고 하는 시도 등을 유발하는 그 압도적인 경험을 분쇄한다. 참가자들은 습관적이고 자동적인 반응에 대비되는 호기심과 연민을 가진 침착한 마음을 수련한다. 그들은 갈망의 "아래쪽" 또는 "뒤편"을 보도록 요청받는다. 종종 더 깊은 욕구가 물질사용에 대한 압도적인 욕망 아래에 존재한다. 그것은 고통스러운 감정의 해소일 수도 있고 즐거움, 평화, 또는 해방에 대한 욕망일 수도 있다. 이러한 내재적인 욕구를 인식함으로써 물질 사용을 피난처로 생각하는 자기기만에서 벗어나고 생활에서 만족되지 않은 욕구를 통찰하게 된다.

우리는 참가자들로 하여금 이 연습을 위해 그럴듯한 시나리오를 선택하도록 요청한다. 즉 어려운 또는 스트레스를 느끼는 상황이면서도 가장 어려운 상황이나 최악의 유발요인은 아닌 것 중에서 선택한다. 먼저 이 고통스러운 상황을 마음속에 그리도록 요청하고 그런 다음에 습관적인 패턴이나 반사적으로 반응하는(reactive) 행동에 빠지는 대신 멈추어서 생각과 느낌, 그리고 신체적인 감각들을 관찰하게 한다. 건포도 연습이나 보디 스캔을 했을 때와 같은 탐구심과 호기심을 이 연습에서도 동일하게 적용하도록 제안하는 것이다. 이 연습은 MBRP의 진정한 핵심이다. 우리는 불편감과 여기에 동반되는 반응들 즉, 도피하고 싶거나 원하지 않는 경험을 변경시키고 싶어 하는 충동, 양쪽 모두를 인식하는 수련을 하는 것이다. 그런 다음 즉각적인 반사적 반응에 빠지거나 불편한 경험에 저항하는 대신 우리는 멈추어서 갈망이란 진실로 어떠한 것인지 관찰하는 것을 수련한다. 우리는 습관적이고 반사적으로 반응하는 행동에 빠지는 대신 온화함과 비판단적인 호기심을 가지고 이들 경험에 접근하는 것을 수련하는 것이다.

"충동의 파도타기"라는 은유는 강렬한 갈망에 휩쓸려 가거나 반사적으로 반응하는 행동을 하는 대신 그것과 함께 머무는 방법으로서 이 연습에 도입되었다. 참가자들로 하여금 충동에 대해 대양의 파도로 그리고 자신에 대해 호흡이라고 하는 파도타기 보드를 사용하여 파도타기를 하는 상상을 하게 한다. 그들은 밀려오는 갈망의 절정에서 최저점에 이르기까지 거기에 빠지거나 휩쓸려가지 않고 갈망의 파도를 타는 것이다. 우리는 비록 어떤 참가자들은 이러한 시각화 기법이 충동과의 관계를 변화시키는 데에 도움이 되지만 또 다른 사람들은 시각화나 강렬한 충동 갈망과 함께 머무는 것이 어렵다는 것을 알게 되었다. 그래서 우리는 이것을 단지 한 가지의 실험적인 선택으로 제시하였고 참가자들이 자신의 개인적인 필요에 맞추어서 은유를 대체하거나 변화시킬 수 있도록 격려하였다. 그 은유를 사용하는 중요한 의도는 충동과 갈망에 따라 행동화하거나 싸우지 않고 관찰할 수 있는 가능성을 전달하기 위함이다. 이 수련은 갈망이 영원하지 않음을 보여줄 뿐만 아니라 참가자들이 불쾌감을 경험하면서 그것과 함께 머무를 수 있는 자신감을 증진시킨다. 또한 갈망을 단순히 억제하는 것은 단기간에는 성공적일 수 있지만 결국에는 더 심한 갈망으로 귀결되는 것을 보여 주는 것이 도움이 된다. 이러한 종류의 투쟁은 종종 지속성이 없고 패배감으로 종결된다.

우리는 이 시나리오에서 참가자들에 대해 어떤 특정한 신체감각, 생각, 그리고 감정이 일어났는지 질문함으로써 시작한다. 종종 갈망은 참을 수 없게 느껴지고 "고치기"를 필요로 하거나 필사적으로 도피하고 싶어 하는 감정이나 감각, 생각에 동반된다.

갈망은 가끔 물질 사용의 유발요인에 대한 주된 생리적 반응으로 일어날 수 있다. 그러나 갈망은 또한 여러 가지 정서적 상태(예 : 외로움, 상처, 원망, 또는 배신감)에 대해 그 불편감을 완화하려는 강력한 욕망과 함께 그 정서적 상태를 은폐하기도 한다. 그것은 또한 우리의 욕구가 만족되지 않았음을 보여주는 징표일 수도 있다. 갈망이 일어났을 때 정말로 원하거나 필요로 하는 것이 무엇인지 좀 더 알아보는 것이 도움이 될 수 있다. 우리는 물론 그것이 우리가 거의 도달할 수 없는 것임을 발견한다. 욕망의 대상은 우리를 일시적으로 만족시켜 주지만 불가피하게 더 심한 불만족을 남기고 욕망의 사이클을 심화시키는 조악한 대체물일 수도 있다.

이 연습을 마친 후에 촉진자는 참가자들이 참을 수 없는 어떤 감정이나 감각이 있었는지 또는 그러한 경험에서 도피하고 싶은 충동이 있었는지 질문할 수도 있다. 아마도 "참을 수 없어."라는 생각이나, 또는 "변화시켜야 하는" 믿음에 대해 말할 것이다. 이것은 참가자들이 자신의 경험에 대해 호기심을 가지기 시작하도록 도움을 줄 수 있다. 그리하여 갈망에 대해 다른 방법으로, 나아가서 호기심을 가지고 관계를 가질 수 있게 된다. 그러나 현재 시점에서 이 연습의 주된 의도는 갈망에 대해 "굴복"하는 것이 아니라 그것과 "함께 하는 것"에 대한 체험적인 이해를 제공하는 것이다.

연습을 마친 후 충동의 파도타기에 대한 이론을 화이트보드에 예시하는 것이 도움이 될 수 있다.

촉진자 : 우리들 대부분은 일단 갈망이 시작되고 약물 사용에 대한 충동이 일어나면 우리가 그것을 행동에 옮기든지 또는 어떤 식으로든 중단시킬 때까지 갈망은 계속해서 증가할 것이라는 생각을 가지고 있지요.(화이트보드 위에 위로 향하는 사선을 그리면서) 우리는 종종 약물을 사용하여 갈망을 완화시킬 때까지 그것은 일직선으로 계속 증가하리라고 상상합니다. 실제로는 갈망은 직선이라기보다는 곡선에 가깝습니다. 그것은 정점에 도달한 후 우리가 기다린다면 자연스럽게 사라집니다(점차 증가하여 절정에 이르고 감소하는 파도의 선을 그린다).

갈망을 잠재우는 한 가지 방법은 그것에 반응하여 물질을 사용하는 것이다. 물질을 섭취하는 것은 갈망의 해소를 가져다준다. 우리는 잠시 동안 해방과 행복을 느낄 수 있을 것이다. 그러나 그것은 마치 갈증을 해소하기 위해 짠물을 마시는 것과 유사하다. 당신은 일시적으로 해소될 것이지만 처음보다 더 심한 갈증을 경험하게 된다. 그것을 조절하는 또 하나의 방법은 갈망과 싸우는 것이다. 그러나 갈망을 억제하면 더 심해지는 경향이 있다. 또 다른 선택은 이것이다 : 만일 우리가 단순히 그것과 함께 머문다면 무슨 일이 일어날까? (그것을 억지로 없애 버리려고 하지 않고 – 역자 주)

우리가 이 파도타기를 수련할 때마다 갈망의 강도는 조금씩 감소되고(더 얕은 곡선을 그리면서) 기다리는 것이 점차 쉬워지게 되고 파도에 휩쓸리지 않고 탈 수 있는 자신감이 점차 증가하게 된다.

참가자 : 갈망이 사라지기를 기다리는 것이 효과가 있을지 모르지만 그것이 다시 돌아오지 않을까요?

촉진자 : 물론이지요. 그것은 다시 돌아오지요. 그리고 그것을 없애버리기 위해 알

코올이나 약물을 사용해도 다시 돌아오지 않던가요? 갈망은 하루에도 몇 번씩 일어나고 사라지지요. 그래서 경험과 함께 머무는 이 방법, 즉 "파도타기"는 몇 번이고 계속해서 수련을 할 필요가 있어요. 갈망을 행동화하거나 그것과 싸우지 않으면 점차 쉬워지고 갈망은 점차 약해져요. 갈망에 반응하여 중독물질을 사용하면 우리는 그것을 부양해서 더 강력하게 만드는 것이고 그것과 싸우면 우리는 종종 점차 마모되어 패배감을 느끼고 굴복하고 싶어지지요.

"난 할 수 없어."와 같은 생각이나 신념이 종종 생길 수 있지요. 그래서 우리는 이것을 다른 방법으로 관계하는 것을 배우고 있고 그것은 수련을 필요로 해요. 여러분은 막 여기서 그것을 했어요. 여러분은 갈망을 경험했고 그것을 행동화하지 않고 성공적으로 함께 머무는 것을 했어요. 아마도 그것은 여러분이 미래에 만날 수 있는 것만큼 강렬하지 않았을지 모르지만 마치 여러분이 파도타기를 처음 배웠을 때 작은 파도부터 타는 것처럼 계속 수련을 해야 하지요. 일단 그것들이 쉬워지면 다음에는 더 큰 파도를 탈 수 있을 거예요.

산 명상

앞의 파도타기 연습은 어떤 참가들에게는 어려운 경험이었을 것이다. 그래서 우리는 이번 회기를 안정감과 견고함을 양성하는 수련으로 종결하려 한다. 우리는 Jon Kabat-Zinn (1994)의 수련에 기초한 산 명상 안내 수련 (수련 2. 3) 을 활용한다. 이 명상은 산을 시각화함으로써 마음이 안정성과 힘, 그리고 위엄을 가지도록 하는 것이다. 참가자들은 산의 이러한 이미지에 동화되는 상상을 하도록 한다. 이를 통해 혼란스러운 환경과 상황, 그리고 내적인 마음 상태에 직면할 때 침착함과 견고함과 같은 산의 특징들을 자신의 것으로 구현할 수 있게 한다. 우리는 참가자들이 이러한 은유를 좋아하고 힘과 지속성의 특징을 상상하는 데에 큰 어려움을 겪지 않는 것을 알게 되었다. 그러나 어떤 참가자들은 자신을 산으로 상상하는 것에 대해 불편함과 어려움을 표현했는데 그러한 힘과 견고함을 경험할 수 없거나 그것을 시각화하는 것에 어려움을 호소했다. 다른 모든 수련과 마찬가지로 우리는 일어나는 반응에 대해 온화하고 친절하게 자각을 하도록 격려한다. 필요에 따라 은유를 변형시키면서 작업을 하는 것 또한 유용할 수 있다. 산을 마음에 그리는 것은 그것이 가지고 있는 특징을 체험하는 도구일 뿐이다. 따라서 시각화하는 것이 어려운 사람들에 대해서는 이미지를 상상하는 노력을 놓아두고 뿌리내림, 위엄 그리고 힘의 자질을 가지도록 고취한다.

숙제

참가자들은 매일 보디 스캔과 일상 활동에서의 심신자각수련에 부가하여 유발요인 알아차리기 기록지 (유인물 2. 2) 에 한 주 동안 경험하게 되는 유발요인과 뒤따르는 생각, 감정, 그리고 신체적 반응들을 기록한다 (유인물 2. 3). 그들은 또한 그러한 경험에 대해 자신이 취한 어떠한 행동이라도 기록하도록 한다. 이 기록지의 목적은 유발요인과 그에 대한 반사적 반응들에 대해 보다 완전한 자각을 하고 생각, 느낌, 그리고 신체적 감각을 구별하는 수련을 계속하는 것이다. 참가자들은 또한 일일 수련 기록지 (유인물 2. 4) 를 완성함으로써 그들이 무엇을 배웠는지를 자각하고 촉진자에게 자신의 관심사와 장애물에 대해 알 수 있게 한다.

마무리

충동의 파도타기 연습을 하면서 경험하는 불안이나 갈망은 전형적으로는 회기의 종결 시점까지는 가라앉지만 이 수련을 하고 난 후의 느낌에 대해 한두 단어로 간단하게 표현하는 기회를 줄 수도 있다. 촉진자는 자신의 경험에 대해 관찰한 것을 제시함으로써 모범을 보여준다 (예 : “평화”, “호기심”).

거리에서 걷기 연습

수련 2.1

근거 : 계속해서 우리는 경험을 해석하고 판단한다. 이러한 해석과 관련된 이야기와 판단들은 다시 가지치기를 하여 더 많은 생각과 감각, 정서적 상태, 그리고 종종 반사적인 반응에 대한 충동을 만들어낸다. 그리하여 우리는 자각하지 못하는 가운데 어떤 정서적인 상태나 행동으로 이끌려가는 것을 발견한다. 이것을 보여줄 수 있는 간단한 예를 들어보겠다.

의자에 편안한 자세로 앉습니다. 원한다면 눈을 감고 안정을 취하는 시간을 가지세요. 간단한 시나리오 하나를 상상하면서 그때 일어나는 생각이나 감정, 그리고 신체 감각에 대해 당신이 할 수 있는 만큼 단순히 알아차리도록 요청할 것입니다. 당신이 거리를 걷고 있다고 상상해 보세요. 익숙한 장소를 마음속에서 그려보고 주변에 보이는 것들과, 차 소리, 새소리, 사람들의 목소리 등 거기에서 들을 수 있는 소리들을 실제처럼 보고 들어보세요. 또는 매우 조용할 수도 있겠지요. 이제 길 건너편에서 당신 쪽으로 걸어오는 당신이 아는 어떤 사람이 보인다고 상상하세요. 이 사람은 친구, 동료, 또는 인사를 건네고 싶은 반가운 사람이라고 상상합니다. 그 사람을 이제 마음속으로 자세히 그려보세요. 그가 당신 쪽으로 오고 있는 것을 볼 때 마음속에서 어떤 생각이나 감정 또는 신체감각을 경험하게 되는지 알아차립니다.

당신은 그를 향해 미소 짓고 손을 흔듭니다. 그런데 그 사람은 손을 마주 흔들지 않고 그냥 지나쳐 버립니다. 이제 당신의 마음속에서 무엇이 일어나는지 알아차리세요. 어떤 생각이 일어납니까? 당신의 몸에서는 어떤 느낌과 감각의 변화가 일어나는지 알아차립니다. 어떤 특별한 행동을 하고 싶은 충동이 일어나는지 알아차리세요.

준비가 되면 이 시나리오를 마치고 다시 이 방으로 자각을 되돌리고 눈을 뜹니다.

Segal, Williams, 그리고 Teasdale (2002) 에 기초함.

충동의 파도타기 연습

수련 2.2

이제 우리는 유사한 연습을 해보려고 합니다. 이 연습은 이전의 것보다 좀 더 강렬한 것입니다. 우리는 당신에게 어떤 어려운 상황이나 또는 알코올이나 약물의 사용과 같은 어떤 문제 행동에 대한 유혹을 받는 상황을 마음속에 그려 보기를 요청할 것입니다. 어렵기는 하지만 너무 압도적이지 않는 상황을 선택해서 자신을 보호하도록 합니다. 그러한 상황에서도 약물사용이나, 논쟁 또는 싸움과 같은 반사적인 행동에 돌입하지 않은 상황을 그려보기를 요청할 것입니다. 그 때 당신에게 무슨 일이 일어나든지 여유와 호기심을 가지고 그것과 함께 머무르기를 바랍니다. 만일 당신이 선택한 시나리오가 너무 압도적으로 힘들게 느껴지거나 하고 싶지 않거나 준비되지 않았다면 이를 존중하세요. 당신은 자동적인 반응을 일으키거나 조절할 수 없다고 느끼는 보다 덜 강렬한 상황을 상상해도 좋습니다. 분노 반응이 일어나거나 자신 또는 타인에게 상처를 주는 식으로 반응하게 되는 관계나 상황을 떠올려도 좋습니다. 마음속에 어떤 것이 떠오릅니까? 만일 이것이 압도적으로 느껴지게 되면 언제든지 눈을 뜨고 몸을 움직여서 현재로 돌아오면 됩니다.

이제 다시 한 번 눈을 감고 편안하게 느껴지는지 보세요. 눈을 뜨고 정면에 부드럽게 초점을 맞추어도 됩니다. 의자에 앉아있는 자신의 몸을 느껴보는 것으로 시작합니다. 감각들을 알아차립니다. 편안하게 숨을 들이쉬고 내쉽니다. 이제 당신이 선택한 시나리오를 마음속에 떠올려 보세요. 과거에 갈망이 일어났거나 반사적으로 또는 당신이 원치 않는 방식으로 행동하려는 충동이 일어났거나 혹은 일어날 수 있는 상황일 것입니다. 아마도 당신은 어떤 사람과 함께 있거나 어떤 장소에 있을 것입니다. 아마도 그것은 과거에 실제로 일어났거나 일어날 수 있는 상황일 것입니다. 이 시나리오에서 당신은 어떠한 약물이나 알코올이라도, 그리고 어떠한 반사적으로 반응하는 행동이라도 하지 않는 선택을 하려고 하는 것임을 기억하세요.

이제 당신이 정말로 그러한 장소나 사람과 함께 있다고 그려질 때까지 잠시 시간을 가져봅니다. 이러한 사건이나 상황을 상상하면서 마치 당신이 정말 반사적으로 반응하는 행동을 할 것처럼 촉발된다고 느껴지는 지점까지 자신을 몰아갑니다. 여기서 잠시 멈춥니다. 우리는 종종 갈망에 빠지거나 또는 그것에 저항하기 위해 싸웁니다. 여기서 우리는 자신의 경험에 대해 조금 탐색하면서 균형을 찾고, "자동적으로" 반응하지 않고 자신의 경험을 관찰하면서 그것과 머물러보려고 합니다.

어떠한 감정이라도 일어나는 대로 알아차리는 것으로 시작할 수 있습니다. 어떤 생각이 마음을 스쳐 가는지 알아차리세요. 이 상황에서 몸에서는 어떤 감각이 느껴지나요? 참기 어려운 경험은 무엇인지 알아차리세요. 당신은 그것과 함께 할 수 있습니까? 자신에 대해 온화하게 대할 수 있습니까? 압도적으로 느껴진다면 눈을 뜨거나 주의를 호흡으로 되돌려서 잠시 물러날 수 있습니다. 우리는 이 경험에 대해 친절하고 호기심을 가진 태도로 머무는 것을 수련하고 있음을 기억하세요. 우리는 일어나는 어떠한 충동이나 갈망이라도 그것을 행동으로 옮기지 않는 선택을 하려고 합니다. 당신이 할 수 있는 만큼 몸과 마음에서 무엇이 일어나는지 갈망과 충동이 어떻게 느껴지는지 관찰하면서 그것과 함께 머무는 것입니다. 그것을 억지로 참거나 저항하지 않고 있는 그대로 느낄 수 있는지 보십시오.

이러한 경험과 함께 머물면서 그것에 대해 약간의 탐색을 할 때 무엇이 일어나는지 관찰하면서 행동으로 옮기지 않는 상태에서 그것이 어떻게 느껴지는지 봅니다. 당신이 진심으로 원하는 것이 무엇입니까? 무엇인가에 대한 갈망이 있습니까? 어쩌면 두려움, 분노, 외로움이 있을 수도 있습니다. 어쩌면 해소나 자유의 느낌도. 바로 지금 당신이 진심으로 필요로 하는 것은 무엇입니까? 이 불편감과 익숙하지 않은 느낌과 단지 함께 머물러 보십시오. 온화한 호기심을 가지고 관찰하는 것이지요.

만일 갈망이나 충동이 점차 강해진다면 당신은 그것을 대양의 파도라고 상상해도 좋습니다……. 당신은 호흡이라고 하는 파도타기 보드를 사용해서 파도를 타고 있다고 상상해 보세요……. 당신이 할 일은 욕망이라고 하는 파도를 처음 시작에서부터 점점 커지기 시작해서 정점에 이르기까지 바로 그것과 함께 머무르고 그것이 점차 사라질 때까지 균형을 유지하는 것입니다. 충동에 굴복해서 그것에 휩쓸려가는 대신 그 위에 올라타는 것입니다. 충동이 일어났다가 사라지는 패턴을 단지 바라보십시오. 대양의 파도와 같은 욕망의 파도가 일어났다가 가라앉고 마침내 사라질 것임을 신뢰하면서 당신 쪽에서 어떠한 행동도 자제하십시오.

즉각적으로 반응하는 대신 이 파도와 함께 어떻게 함께 존재할 수 있는지 알아차리세요. 충동에 굴복하거나 그것을 행동에 옮기지도 말고 없애버리려고 애쓰지도 말고 단지 갈망을 받아들이고 그것과 함께 머무릅니다.

이제 당신이 상상한 시나리오를 부드럽게 놓아버리고 당신의 주의를 방으로 다시 돌려놓기 위해 필요한 시간을 가집니다. 원한다면 깊은숨을 쉬어도 좋고 몸을 조금 움직이는 것도 좋습니다.

산 명상
수련 2.3

편안한 자세로 등을 똑바로 그러나 적당히 이완된 상태로 머리는 목과 어깨 위에서 균형을 잡고 위엄이 있으면서도 편안한 자세로 앉습니다. 당신의 몸이 지금 이 순간 맑게 깨어 있으려는 마음의 의도를 따르도록 합니다. 준비가 되었으면 만일 눈을 감는 것이 편안하다면 눈을 감습니다. 눈을 뜨는 것이 편안하면 부드러운 시선으로 바닥을 응시합니다. 이제 자신의 마음을 호흡에 집중하고 몸으로 들어오고 나가는 호흡의 감각과 함께 편안한 휴식을 취합니다. 자신의 호흡을 단순히 관찰해 보세요. 고요함 속에서 완전함의 감각과 함께 앉아서 이것을 몸의 자세로 표현합니다.

이제 마음속에서 산의 이미지를 그려 보세요. 당신이 상상할 수 있는 가장 아름다운 산을 그립니다. 그 이미지에 집중해서 마음의 눈으로 산의 느낌을 느껴보고, 그것이 보다 명확히 보이도록 해보세요. 그것의 전체 모습에 주목합니다. 하늘로 치솟은 산봉우리와 지면에 닿아있는 산기슭, 그 가파르거나 부드러운 산허리의 모습에 주목합니다. 그것이 얼마나 거대한지 얼마나 육중한지 그리고 얼마나 아름다운 모습인지 상상해보십시오. 산봉우리에는 눈이 덮여 있기도 하고 산기슭에는 숲이 보이기도 합니다. 아마 그것은 단 하나의 봉우리만을 가지고 있을 수도 있고, 여러 개의 봉우리가 높은 고원을 형성하고 있을 수도 있습니다. 그것이 어떠한 모습이든지 그 이미지와 함께 단순히 편안히 앉아서 그 모습을 관찰하면서 숨 쉽니다.

준비가 되면 그 산을 당신의 신체 안으로 가지고 와서 앉아있는 당신의 몸과 마음의 눈으로 보고 있는 산이 하나가 될 수 있는지 보십시오. 당신은 산이 됩니다. 당신의 머리는 우뚝 솟은 산봉우리가 되고 당신의 어깨와 팔은 산의 비탈이 되고 둔부와 다리는 쿠션이나 의자 위에서 지면에 닿은 산의 기저부가 됩니다. 당신의 몸이 척추를 통해 산의 기저부에서부터 우뚝 솟은 산과 같은 감각을 경험해 보세요. 숨을 한 번 쉴 때마다 당신은 숨 쉬고 있는 산이 됩니다. 고요함 속에서 동요하지 않고 말과 생각을 넘어서서 있는 그대로 완벽한, 중심을 잡고 뿌리내린, 흔들림 없이 현존하는 산이 됩니다.

매일 해가 떠올라 중천을 지나갈 때 빛과 그늘, 그리고 빛깔은 그야말로 매 순간 달라지지만 산은 단순히 앉아 있습니다. 그 고요함 속에서 낮이 지나면 밤이 오고 계절이 지나가고 날씨 또한 매순간 매일매일 달라집니다. 그 모든 변화 속에서도 산의 고요함은 지속됩니다. 여름에는 산꼭대기에만 눈이 희끗희끗 보입니다. 가을이 되면 산은 찬란한 빛깔로 옷을 갈아입고 겨울에는 눈과 얼음의 담요를 덮습니다. 어떠한 계절에도 그것은 이전과 같지 않습니다. 안개와 구름에 뒤덮이기도 하고, 뽀얀 비가 내리치기도 합니다. 사람들은 산을 보러 와서 그것을 선명하게 보지 못하면 실망하기도 하고 또는 그것이 얼마나 아름다운지 말하기도 합니다. 이 모든 것에도 불구하고 그것이 보이거나 보이지 않거나 태양이나 구름에 가리거나 뜨거운 열기가 뒤덮거나 얼어붙는 추위가 엄습하거나 산은 단순히 거기에 앉아 있습니다. 육중하고 흔들림 없이. 가끔 폭풍이 몰아치고 눈보라, 비바람이 몰려오지만 그 모든 것 속에서도 산은 의연히 거기에 있습니다. 표면에서 일어나는 일에 흔들림 없이.

우리가 이러한 이미지를 마음에 품고 앉아 있을 때, 우리는 삶에서 매초 마다 매시간 마다 매년마다 일어나는 모든 변화에도 불구하고 동일한 흔들림 없는 고요함과 뿌리내림을 구현할 수 있습니다. 명상 수련과 삶 속에서 우리는 끊임없이 변화하는 마음과 몸, 그리고 외부 세상의 속성을 경험합니다.

우리는 빛과 어두움의 시기를 경험합니다. 우리는 다양한 폭풍과 외부 세상과 마음에서 일어나는 폭력을 경험합니다. 우리는 기쁨의 순간뿐만 아니라 어두움과 고통의 시기를 통과합니다. 자신의 계절을 경험하는 산과 같이 우리의 모습은 끊임없이 변화합니다.

우리는 명상 속에서 산이 됨으로써 이러한 힘과 안정감에 접촉할 수 있습니다. 우리는 매 순간 심신자각과 함께 그러한 에너지를 사용할 수 있습니다. 명상을 통해 우리는 우리의 생각과 느낌, 집착, 감정적 폭풍과 위기에 대해 마치 산이 변화하는 날씨를 경험하듯이 그것들을 볼 수 있게 됩니다. 우리는 그것들을 개인적인 것으로 생각하는 경향이 있지만 그러나 그것은 날씨와 같이 개인의 것이 아닙니다. 이렇게 우리는 바로 여기에 있는 폭풍 속에서 우리의 생각보다 더 심오한 침묵과 지혜를 알게 됩니다. 우리가 들을 준비가 되어 있으면, 산은 우리에게 이러한 가르침을 줍니다.

마치는 종소리가 날 때까지 산의 뿌리내림과 고요함, 장엄함을 구현하는 산의 이미지와 함께 계속해서 앉아 있습니다.

Kabat-Zinn (1994) 에서 발췌. 1994년도 저작권은 Kabat-Zinn이 가지고 있음. Hyperion의 허락을 받아 인용.

명상 수련 및 일상생활에서의 흔한 어려움들
유인물 2.1

명상 수련의 과정에서 경험하게 흔히 되는 어려움들이 있는데, 이것은 수 천 년 동안 꾸준히 알려져온 것들이다. 이러한 경험들이 나쁜 것이거나 틀린 것은 아니다; 그것은 단순히 명상 수련의 일부이며 당신의 명상이 "효과가 없는" 것이거나 잘못된 방법으로 수련을 하고 있다는 것을 의미하지 않는다. 이것들은 상당히 교묘해서 그것을 경험할 때 매우 혼란을 느끼거나 패배감을 느끼기도 한다. 이러한 경험이 일어날 때 이를 인식하는 것을 배우고 그것은 단순히 명상수련의 일부임을 알게 되는 것은 많은 도움이 된다. 그것이 바로 당신 자신은 아니다!

수련에서 이러한 어려움을 인식하는 것을 배우게 됨으로써 우리는 또한 일상생활에서 그것들을 알아차리고 어떻게 반응하는 경향이 있는지 알아차리는 것을 배울 수 있다.

1. 혐오

이것은 "원하지 않음"의 경험이다. 우리가 어떤 경험을 하면서 싫어하는 반응이나 없애버리고 싶은 반응이 일어날 때 이를 "혐오"라고 할 수 있다. 이것은 두려움, 분노, 역겨움, 또는 원망 등을 포함한다.

2. 갈망 또는 욕망

이것은 "원함"의 경험이다. 그것은 이완되는 느낌과 평화로움과 같은 미묘하게 원하는 느낌일 수도 있고 약물을 사용하고 싶어 하는 격렬한 충동과 같은 극단적인 것일 수도 있다.

3. 안절부절못함 또는 초조

이것은 일종의 안달하는 느낌의 불편감이다. 그것은 명상 도중에 움직이고 싶은 강렬한 욕망과 같이 신체적으로 경험될 수도 있고, 마음이 안절부절못하거나 불편하게 느껴지는 정신적인 초조함으로 경험될 수 있다.

4. 권태 또는 졸림

이것은 신체적인 졸림이나 정신적인 권태감으로 경험된다. 그것은 마음의 경험일 수도 있고 신체의 경험일 수도 있으며 양자 모두일 수도 있다.

5. 의심

의심은 개인적인 의심("나는 이 수련이 어려워서 할 수 없을 것 같아")으로 경험될 수도 있고, 또는 수련과 그 유용성에 대한 의심("이것은 우스꽝스럽군. 왜 가만히 앉아서 호흡을 지켜보는 거지?")으로 경험되기도 한다. 의심은 특히 곤란한 어려움에 속하는데 왜냐하면 그것은 매우 설득력이 있는 것으로 느껴지기 때문이다. 명상은 수 천 년 지속되어 왔고 수많은 사람들의 삶을 변화시켜 왔다는 사실을 기억하는 것이 도움이 될 수 있다. 명상할 수 없는 사람은 아무도 없다. 그것은 수련을 하고 싶어 하는 사람이면 누구나 할 수 있는 것이다. 물론 그것에는 어려움이 따른다. 중요한 것은 그것과 함께 머무는 것이다. 어려움을 만나게 되면 그것 역시 당신의 자각 속으로 가져온다.

유발요인 알아차리기 기록지

유인물 2.2

이번 주에 알코올이나 약물에 대한 갈망을 불러일으킨 유발요인이 무엇이었는지에 대해 주의를 기울이시오. 다음의 질문에 답하면서 경험의 자세한 내용을 있는 그대로 자각하시오.

날짜/요일	상황/유발요인	어떤 감각을 경험하였습니까?	어떤 기분, 느낌, 감정을 느꼈습니까?	어떤 생각이 떠올랐습니까?	무엇을 하였습니까?
3월 26일/금	예 : 친구와 말다툼	가슴이 답답하고, 춥고, 손이 축축하고, 심장이 빨리 뛰었다.	불안, 갈망	이 상황을 끝내기 위해 뭔가 필요하다. 지금 돈을 얼마 갖고 있나?	걸었다. 나중에 무엇 때문에 화가 났는지 친구에게 말했다.

2회기 주제와 숙제
유발요인과 갈망에 대한 자각
유인물 2.3

주제

우리는 갈망에 빠지거나 그것에 저항하기 위해 힘들게 싸우는 경향이 있다. 이 회기는 유발요인과 갈망에 대해 다른 방법으로 경험하는 것을 학습하는 데에 초점을 맞추고 있다. 우리는 경험에 대해 "자동적으로" 반응하지 않고 관찰하는 것을 수련한다. 먼저 유발하는 것이 무엇인지 확인하는 것을 배운다. 그리하여 이러한 유발요인이 어떻게 갈망의 일부를 형성하는 모든 감각들과 생각들, 그리고 감정들을 이끌어내는지에 대해 관찰한다. 심신자각은 이들 과정을 자각할 수 있게 함으로써 유발요인에 뒤따르는 반사적 반응의 "자동적" 연쇄 고리를 단절시키고 보다 건강한 선택을 할 수 있는 보다 큰 자유를 선사한다.

2회기 숙제

1. 보디 스캔 CD를 향후 1주일간 6일 동안 수련하고 자신의 경험을 일일 수련 기록지에 기록한다.

2. 매일 유발요인 알아차리기 기록지에 자신이 경험한 생각, 충동 또는 갈망, 감정(예 : 분노, 슬픔, 불안, 행복)과 신체 감각(예 : 가슴이 조임, 조마조마함)에 대해 기록한다. 만일 아무런 유발요인이나 생각이 없다면 그것을 그대로 기록한다. 분노, 수치심을 일으키는 것이나 변화를 원하는 행동 등과 같은 다른 종류의 유발요인에 대해서 알아차릴 수도 있다.

3. 매일 일상 활동 속에서의 심신자각 수련을 계속 한다. 당신은 동일한 활동을 이용할 수도 있고, 서로 다른 활동을 선택할 수도 있다. 그 활동을 할 때 완전한 주의를 기울이고 동반되는 신체 감각, 시각 및 청각적 경험, 그리고 감정을 알아차린다.

일일 수련 기록지

유인물 2.4

지시문 : 매일, 당신의 명상 수련을 기록하고, 장애물, 관찰 사항들 또는 의견도 쓰시오.

날짜/요일	CD를 사용한 격식적 수련 : 얼마나 오랫동안 했는가?	일상 활동에서의 심신자각	관찰 사항/의견/도전 (혐오, 갈망, 졸음, 안절부절못함, 의심)
	________분	어떤 활동들?	
	________분	어떤 활동들?	
	________분	어떤 활동들?	
	________분	어떤 활동들?	
	________분	어떤 활동들?	
	________분	어떤 활동들?	
	________분	어떤 활동들?	

3회기

일상생활에서의 심신자각

차 한 잔을 천천히 그리고 소중하게 마셔라,
마치 그것을 중심으로 지구가 회전하는 축인 것처럼
– 천천히, 차분하게, 미래를 향해 서두르지 말고
실제의 순간을 살아라. 단지 이 순간이 삶이다.
- THICH NHAT HANH -

준비물

- ◆ 종
- ◆ 화이트보드/마커
- ◆ 텔레비전/DVD 플레이어
- ◆ "내면으로부터의 치유 (Healing from Within)" 또는 "내면으로부터의 변화 (Change from Inside)" DVD
- ◆ 정좌명상 CD
- ◆ 유인물 3.1 : 깨어있는 호흡 공간 (SOBER breathing space)
- ◆ 유인물 3.2 : 3회기 주제와 숙제 : 일상생활에서의 심신자각
- ◆ 유인물 3.3 : 일일 수련 기록지

주제

심신자각 명상은 우리의 자각을 증진시키고 그 결과 우리가 일상생활에서 더 좋은 선택을 할 수 있게 한다. 호흡은 항상 현재 순간의 경험이기 때문에, 잠시 멈추고 호흡에 주의를 두는 것은 현재의 순간으로 돌아가 자각을 몸으로 되돌리는 방법이다. 이 현존과 자각을 통해 우리는 종종 반사적인 반응을 줄이고 마음에 있는 더 강하고, 더 명료한 곳으로부터 결정을 내릴 수 있게 된다. 깨어있는 호흡 공간(SOBER breathing space)은 격식적 정좌명상 또는 와식(lying-down) 명상에서부터 우리가 마주치는 일상적인 상황과 어려움으로 심신자각의 이러한 자질을 확대시킬 수 있는 수련이다.

목표

- 격식적 정좌 수련을 소개한다.
- 깨어있는 호흡 공간을 소개한다.
- 일상생활에 심신자각을 접목시키는 수련과 토론을 계속한다.

회기 개요

- 들어가기
- 듣기자각(수련 3.1)
- 숙제 검토
- 호흡 명상(수련 3.2) 및 복습
- 비디오
- 깨어있는 호흡 공간(수련 3.3)
- 숙제
- 마무리

숙제

- 정좌명상, 7일 중 6일 이상
- 깨어있는 호흡 공간, 매일 세 번씩(서로 다른 유형의 상황에서)

들어가기

현재 순간의 경험에 주의를 가져오기 위해 ("바로 지금 당신이 알아차리고 있는 감각이나 감정 또는 생각을 한두 가지 말씀해 보세요.") 또는 마음속에 품고 있는 더 심오한 가치나 의도를 잠시 기억하는 시간을 가지면서 ("오늘의 회기에서 당신이 초점을 두려는 가장 중요한 것은 무엇인가요?") 회기를 시작할 수 있다. 촉진자는 각 회기를 시작할 때 이런 실기를 한두 가지 사용할 수 있다.

듣기 자각 (awareness of hearing)

심신자각을 단지 방석에 앉아서 하는 것에만 국한시킨다면 제한된 이득밖에 얻지 못할 것이다. 비록 "격식적인" (formal) 수련들이 튼튼한 기초를 만드는 데에 핵심적으로 중요하지만, 진정한 수련은 이런 관점과 기술을 우리의 일상생활에 접목시키는 것이다. 이러한 접목의 중요성에 대해 1회기의 일상 활동의 심신자각에서 처음으로 언급한 바 있었고 이번 회기에서는 더욱 강조된다. 이번 회기는 듣기자각 수련으로 시작해서 (수련 3. 1), 우리가 항상 관여하지만 종종 자각 없이 수행하는 활동에 주의를 기울이는 간단한 방법에 초점을 맞춘다. 이런 활동들은 우리들 대다수에게 너무나 자동적으로 일어나기 때문에 듣기와 같은 실제 경험에 주의를 기울이는 것은 상당한 각성을 불러일으킬 수 있다.

이 짧은 명상은 보디 스캔과 비슷한 의도로(즉, 이미 일어나고 있는 것에 주의를 가져오기) 행해진다. 우리는 서로 다른 감각을 통해(즉, 보기, 듣기, 냄새 맡기, 맛보기, 신체 감각, 그리고 이들 체험에 대한 의식) 이 동일한 과정을 간단하게 탐구하고자 한다.

이번 회기의 '듣기자각 수련'과 4회기에서 기술하게 될 '보기자각 수련'에 대한 집단토론을 통해, 첫 회기에서 이미 다루었던 자동조종의 개념을 다시 만나게 된다. 어떤 활동이 아무리 재미없거나 일상적으로 보일지라도 주의나 자각을 가져오면 자동조종 모드에서 벗어나 일어나는 것을 있는 그대로 관찰할 수 있게 된다. 이러한 수련을 통해 우리는 보고 듣는 경험이 얼마나 자동적으로 일어나고, 우리의 마음이 어떻게 이런 경험에 반복적으로 이름을 붙여 (label) 분류하며, 그리고 이것이 어떻게 우리의 진정한 시각 또는 살아있는 경험을 방해할 수 있는지를 알게 된다. 보기/듣기자각수련을 통해 직접적으로 관찰하는 것을 연습함으로써 우리는 대상을 즉각적으로 평가하고 이름을 붙이고, 분류하고, 또한 판단하려는 마음의 경향을 알아차릴 수 있다. 토론에서 마음의 이러한 경향을 부각시키는 것은 수련에 유용하다.

촉진자 : 듣기자각 수련에서 여러분은 무엇을 알아차렸습니까?

참가자1: 나는 저쪽에서 뭔가가 움직이는 소리를 듣고 "저게 무슨 소리지?"라고 생각했습니다. 그러자 나는 정말 눈을 뜨고 싶었습니다.

촉진자 : 그러면 어떤 소리를 들었고, 그것이 방의 저쪽 면에서 난다는 것을 알아차렸네요. 그 다음 "저게 무슨 소리지?"라는 생각과 눈을 뜨고 싶은 충동이 있었네요. 또 다른 것은 없었어요?

참가자1: 그것이 속이는 행동 (cheating) 처럼 느껴졌어요.

촉진자 : "내가 속이는 행동을 하려 한다."는 생각을 했군요. 어떤 자기비판이 있었나요?

참가자2: 나는 신호등이 바뀔 때 들려오는 차량 소음의 유형을 알아차렸어요. 갑자기 조용해졌기 때문에 적색등일 때 차들이 어떻게 멈추고 있는지에 대해 생각하기 시작했어요. 잠시 후 차량 소리가 다시 시작되었기 때문에 틀림없이 녹색등이라고 여겼지요.

촉진자 : 네. 당신은 우선 소리와 그 소리의 유형을 알아차렸군요. 아마도 마음은 이것을 "차들" 또는 "차량"이라고 이름 붙였겠지요? 그다음 왜 유형이 그렇게 되는지에 대한 어떤 생각이 있었고요. 그것은 마치 마음이 유형과 연관된 장면을 설명하거나 어쩌면 심지어 그림을 그리기 시작하는 것처럼 들립니다.

참가자2: 네. 처음에 그것은 단순한 소리였다가 곧 나는 이런 유형을 알아차렸어요. 그리고 그다음에 저기 밖에서 무엇이 일어나고 있는지에 대한 생각이 일어났습니다.

촉진자 : 당신의 마음은 당신에게 들리는 것이 무엇인지 알고 싶어 하는군요. 이것은 언제 어디서든 당신이 꽤 많이 시도할 수 있는 것입니다. 당신은 상황에 따라 눈을 감을 수도 있고 뜰 수도 있습니다. 어딘가에서 소리가 들리면 음질과 그 유형도 들리겠지요. 문득 당신에게 들리는 소리가 무엇인지

알고 싶어하는 생각이 일어날 것입니다. 단순히 그것을 알아차리세요. 그리고 소리의 음질, 크기, 부드러움, 유형을 알아차리면서 소리를 그 무엇이 아닌 그냥 소리로 듣는 것으로 돌아갈 수 있는지 확인해보세요. 즉각적으로 소리에 이름을 붙이고 분석하고 싶어하는 경향이 있지 않은가요? 그렇다면 그것 역시 알아차리면 됩니다.

숙제 검토

2주간의 보디 스캔 명상을 수련하고 나면, 참가자들은 다양한 반응과 경험들을 가질 수 있다. 보디 스캔 수련은 내담자가 현재 순간에 신체에서 느껴지는 감각에 대해 보다 잘 자각할 수 있도록 하기 위한 의도를 가지고 있다. 관찰자의 관점으로 한 발 물러나서, 신체의 상태와 반응에 주의를 기울이는 수련인 것이다. 이것은 또한 마음의 습관들과 수련을 방해하는 요소들에 대한 자각을 촉진한다. 혐오, 갈망, 안절부절못함, 졸림, 또는 의심과 같은 현상이 일어날 때 명상 수련의 흔한 어려움들(유인물 2. 1)에 대한 유인물을 참조하면 도움받을 수 있다.

촉진자 : 이번 주에는 보디 스캔을 수련하면서 무엇을 경험하였나요?

참가자1 : 이번에는 무척 쉬웠어요.

촉진자 : "쉬웠어요."라고 했는데, 무엇이라도 달라진 것이 있는지 알아차렸나요?

참가자1 : 더 잘했어요. 더 잘 집중을 유지했고, 모든 것을 잘 해냈어요.

촉진자 : 더 잘 집중할 수 있었고, 마음이 신체에 더 많이 머물렀고, 다른 생각들로 방황하는 것이 줄어들었다는 것을 알아차렸군요.

참가자1 : 네.

촉진자 : 그런데 그것에 대해서 "잘했어." 또는 "더 나아졌어."와 같은 판단을 한 것처럼 들리는군요. 당신이 보디 스캔을 할 때, 그것에 대해 어떻게 생각했는지 기억나는 것이 있나요?

참가자1 : 네. (웃음) "와, 멋있어. 나는 지금 더 잘해내고 있어." 같은 생각이었어요.

촉진자 : 그래서 당신은 이런 경험들, 신체와 감각 등에 대해 좀 더 직접적인 경험을

했군요. 이후 이 경험들을 평가하는 생각들이 일어났고요.

참가자1: 네. 바로 그것이 내가 했던 대로예요.

촉진자 : 여기서 잘 못된 것은 없어요. 우리는 단지 무엇이 일어나든지 알아차리려고 할 뿐입니다. 우리의 마음을 알려고 하는 것이지요. 다른 분들은 어땠나요? 보디 스캔 숙제가 어땠어요?

참가자2: 숙제를 하려고 했습니다. 시작하려고 했지요. 그러자 CD를 끄고 싶었습니다. 그냥 할 수가 없었어요.

촉진자 : 무슨 일이 일어났어요? 시작하려다가 멈추었다고 했는데요, 멈추어야겠다고 느꼈을 때 거기에 무슨 일이 있었어요? 몸이나 마음에서 알아차린 그 무엇이 있었나요?

참가자2: 음, 내 생각에……. 잘 모르겠어요. 지난밤처럼, 가만히 앉아있을 수 없었어요. 마음이 혼란스러웠고, 무엇을 할 수가 없었어요.

촉진자 : 좋아요. 이것은 정말 자주 일어나는 경험입니다. 당신이 이 문제를 가지고 와서 기뻐요. 지난주에 배웠던 흔한 어려움들에 대해 기억하나요? 그중에서 어느 것일까요?

참가자2: 맞아요. 안절부절못하는 것. 그것을 확실하게 느꼈어요. 아마도 혐오감도 같이.

촉진자 : 훌륭해요. 계속하세요. 그리고 무슨 일이 일어나는지 알아차리세요. 당신의 몸은 어떻게 느끼는지? 무슨 생각이 떠오르는지? 아마도 거기에 어떤 감정들도 있어요. 아마도 짜증나고, 부끄럽고 심지어 화가 날 수도 있지요. 이번 주에는 무슨 일이 일어났는지 보기로 하지요.

말씀하는 것을 들어보니까. 이 수련을 하기 위해서는 마음이 고요하고 흐트러지지 않아야 한다고 생각하는 것 같아요. 만약 마음이 흐트러졌을 때 단지 무슨 일이 일어났는지 알아차리면서 그것과 그냥 머무르려고 한다면 어떻게 될까요? 이런 현상은 수련에서 자주 일어나지요. 시간을 따로 정해서 수련을 하려고 하는 데 무엇인가가 방해를 해요. 밖에서 전화소리, 아이들 소리가 들리고 마음 안에서도 마음이 18가지 다른 방향으로 방황해서 쉽게 좌절하고 실망할 수가 있지요. 이런 일들은 앞으로도 계속 발생할 것이기 때문에 우리는 계속해서 이러한 이야기를 나눌 거예요. 중요한 점은 수련을 할 때 그리고 나머지의 생활에서도 무엇이 일어나는지를 자각하는 거예요. 주의가 분산되어도 괜찮아요. 그냥 알아차리면 됩니다. 분산되었음을 인식하고 그것이 어떻게 느껴지는지 단순히 점검해보세요. 내 마음이 무엇을 하고 있나요?, 그것이 몸에서는 어떻게 느껴지나요? 그것은 우리의 경험에 주의를 기울이고 관찰할 수 있는 또 다른 기회입니다.

종종 3주째에 더 많은 장애물들과 좌절을 경험한다. 수련을 "올바로" 하고 있는지에 대한 의심과 이 프로그램의 목적에 대한 의문들이 계속된다.

참가자 : 당신이 가르쳐 준 것을 수련하고 있어요. 이것은 새로운 것이어서, 가능하면 많은 것을 배웠으면 해요. 어느 날 나는 당신이 이것을 어떻게 종합적으로 엮을 것인지 생각해 보았어요. 여기서 수련 하는 모든 것은 급할 때 도움이 되는 것이 아니라는 생각이 들었어요.

촉진자 : 네. 좋아요. 이것이 오늘 회기에서 실제적으로 중점을 두는 일상생활에서의 심신자각에 대한 것이지요. 우리가 하는 수련들이 일상적인 상황에서 어떻게 도움을 줄 수 있을까요? 충동과 갈망을 느낄 때, 또는 회복을 위해 보디 스캔을 어떻게 활용할 수 있을까요? 유용할까요? 혹 여러분들은 어떻게 생각하세요? (여기서 촉진자는 질문에 "대답하기"보다는 집단구성원들의 생각과 경험을 도출하고 있다.)

참가자 : 글쎄요. 지난주에 나누어 준 기록지에 대해, 나는 오직 감정에 대해서만 적고 있다는 것을 알았어요. 그래서 나는 동반되는 신체적인 반응을 알아차리려고 했어요. 보디 스캔이 매일 어떻게 도움이 되는지 볼 수 있어요. 나는 내 몸의 신체적인 반응을 잘 알아차리려고 하지 않았어요. 어떤 때는 내가 거의 몸을 가지고 있지 않은 것 같아요. 그래서 알아차림을 수련하는 것은 내 몸에서 실제로 일어나고 있는 것을 느낄 수 있도록 도움을 줘요.

촉진자 : 네. 충동이나 갈망이 일어날 때는 어떻게 도움을 주나요?

참가자 : 여러분이 몸에서부터 갈망의 감각을 느낄 수 있다면, 그 부위에 초점을 두고 바로 약간의 이완을 할 수 있어요. 천천히 반응하면서, 바로 음주하지 않고 무엇이 일어나고 있는지 알아차리면서 자세히 탐색하지요.

이 회기의 첫 번째 초점은 참가자들이 종종 압도적이고 급박하게 느껴지는 반응들을 자세히 관찰함으로써 고위험 상황에 대처할 수 있도록 준비시키는 것이다. 이번 회기에 토론하기 위해 지난 시간에 숙제로 할당했던 유발요인 알아차리기 기록지(유인물 2.2)는 신체 감각에 대한 호기심과 동일한 호기심을 생각과 감정에 대해서도 가질 수 있도록 고안되었다. 어떤 신체 감각에 대해서라도 무슨 일이 일어나는지 주의를 기울이면 그 최초 경험과 연결되어 일어나는 느낌과 반응들을 관찰할 수 있다. 기록지에 대한 토론을 통해 우리는 생각, 감정 그리고 신체적 느낌들을 구별하는 수련을 반복한다.

유발요인 알아차리기 기록지의 마지막 칸은 행동에 대한 평가를 기록한다. 이 부분의 목적은 행동을 측정하거나 변화시키려는 것이 아니고 대응과 그 결과에 대한 자각을 넓히려는 것이다. 전형적으로, 우리는 이 요인에 대해 강조하지는 않는다. 가끔 단순하게 "화가 나고, 약간 마음이 상했을 때, 당신의 심장은 쿵쾅입니다. 두 번 다시 이러한 경험을 하고 싶지 않다는 생각을 알아차릴 때가 있습니다. 어떻게 대응하였습니까? 무슨 선택을 하였습니까?"라고 묻는다.

유발요인 알아차리기 기록지를 토론할 때 종종 '이야기'를 장황하게 늘어놓는 것을 보게 된다. 직접적인 경험에 대한 초점을 계속해서 유지하기 위해, 우리는 과거에 일어난 사건의 이야기보다는 그 경험(그 순간에 일어난 마음과 몸의 현상, 생각, 감정, 충동, 감각 등-역자 주)에 초점을 맞추도록 부드럽게 방향을 재조정한다. 이를 위해 자신의 직접적인 경험과 그에 대한 반응에만 관심이 있다고 분명하게 밝히면서 유발 인자에 대해 가능하면 몇몇 단어로만 기술하도록 한다.(때로는 참가자가 쓴 기록지만을 읽도록 하는 것이 도움이 된다.) 촉진자들은 특히 시작하는 몇 주 동안은 회기 내에 몇 번씩 토론의 방향을 재조정하는 것이 필요할 수 있다.

촉진자 : 이번에 연습한 것을 토론할 때, 나는 그것들을 유발시켰던 상황보다는 여러분들의 반사적인 반응과 그에 대한 대응에 더 많은 관심을 가지고 있어요. 여기서 우리가 하고 있는 작업은 다른 사람들이나, 상황 또는 이야기가 아니라 우리 자신에게 집중하여, 우리들의 몸, 그리고 생각과 감정에 초점을 두는 것이지요. 그리고 이 모든 내부 시스템을 통해 우리가 여기서 어떻게 대응하고 있는지에 주의를 기울입니다. 그것이 무엇이든지 당신을 자극했던 어떤 일이 일어났어요. 당신의 반사적인 반응에 대해 무엇을 제일 먼

저 알아차렸는지 말해 주세요. 신체적인 반응이었나요? 아니면 생각? 충동?

참가자 : 3일 전에 있었던 일이에요. 버스를 여러 번 타면서 아직도 여러 사람들이 모여 술을 마시고 있는 곳들을 보았어요. 나는 그것에 대해 진정으로 감사를 느꼈어요. "신이여, 감사합니다. 내가 더 이상 저곳에 있지 않습니다."와 같은 느낌이 몸에서 일어났어요. 동시에 나는 그들에 대해 기분이 나빠졌어요.

촉진자 : 네. 당신은 이것에 대해 기록했나요? 당신의 기록지에 적어 놓은 내용을 읽어주시겠어요?

참가자 : "사건 : 사람들이 거리에서 술을 마시는 것을 보았다. 몸에서의 느낌 : 외로움, 슬픔"이라고 썼어요.

촉진자 : 슬프고, 외로운 감정을 느꼈었군요. 그리고 그곳과 연관된 과거의 기억이 떠올랐고요. 이제 그곳에 있지 않은 자신의 이미지와 그 시절은 지나갔다는 안도감을 느꼈고요. "하나님 감사합니다. 이제 나는 그곳에 있지 않습니다." 라는 생각이 일어났고 한편으로는 슬프고, 외로운 감정이 있었다고 했지요? 슬프고, 외로울 때 신체적으로 나타난 반사적인 반응이 있었나요?

참가자 : 단지 나는 이런 일이 다시 일어나지 않기를 바라는 느낌이 있었어요.

촉진자 : 네. 그것은 생각이었고요. "나는 다시는 그곳에 가지 않기를 바란다."는 생각입니다. 그런데 신체적인 반응은 어땠나요? 당신이 알아차린 것이 있었나요?

참가자 : 네. 속이 답답했어요.

촉진자 : 그곳에 가지 않기 바라는 많은 생각들이 있었던 것 같네요. 아마도 어떤 기억들과 슬프고 외로웠던 많은 감정들과 안도감 그리고 속이 답답함. 이 모든 것을 알아차렸으니 훌륭합니다.

이 예에서와 같이, 내담자들은 빈번하게 감정과 생각을 구별하는 데 어려움을 갖는다. 다음 회기에서, 우리는 어떤 식으로 느끼는 것에 대해 판단하거나 실망하는 것과 같이 최초 경험에 대한 반응에 좀 더 초점을 둘 것이다. 그러나 이번 회기에서는 이들 최초 반응의 여러 가지 단면들을 알아차리고 구별해보는 것에 우선 초점을 둔다.

호흡명상과 검토

격식적인 정좌수련이 이 회기에서 소개된다 (수련3. 2 : 호흡 명상). 명상 수련자들이 알고 있듯이, 정좌 수련의 자세는 수련에 임하는 마음가짐을 반영하며 이를 몸으로 구현하는데에 도움이 된다. 참가자에게 이완된 각성 상태와 자기 존중, 위엄의 느낌을 가지도록 자세를 잡아주고 코치해주는 것은 수련을 위한 마음가짐에도 도움이 된다. 경직된 자세는 가혹한 마음을, 느슨한 자세는 졸리거나 흐릿한 마음을 가질 수 있다. 이 시점에서 많은 내담자들은 여전히 명상을 "무아지경과 유사한 (translike)" 상태로 지각하거나 이완 연습으로 보기도 한다. 이 수련은 표류하거나 도피하지 않고, 현재의 경험에 대해 깨어 있도록 하며 자각을 증진시키기 위한 것임을 강조하는 것이 중요하다. 습관적으로 과거를 떠올리거나 미래를 계획하는 것이 아니라 지금 이 순간에 머무르는 것을 수련하는 것이다. 자세는 명상의 이러한 의도를 지원한다.

이 첫 번째 호흡명상에 대한 토론을 통해 우리는 수련의 의도를 다시 한 번 강조하는 기회를 가질 수 있다. 우리는 단순히 자신의 경험을 관찰하고자 한다. 우리의 마음은 온 생애 동안 방황하는 것을 "수련하였기" 때문에, 단숨에 방황하지 않을 것을 기대하는 것은 비현실적이다. "이 수련을 하는 동안, 여러분의 마음에 대해 무엇을 알아차렸나요?" 라는 질문으로 토론을 시작하면 참가자들은 자신이 경험하게 될 것이라고 믿고 있는 것보다는 실제로 일어난 일에 대해 토론하도록 할 수 있다. 여기서 약간의 유머와 가벼운 말이 도움이 된다. 잠시 몇 초라도 하나에만 집중을 하는 일은 어렵다!

처음으로 이 수련을 시작하는 것은 매우 힘든 일이기 때문에, 특히 초기 몇 주 사이에, 참가자들이 정좌명상을 얼마나 오래 하도록 할 것인가 하는 것은 심신자각에 근거한 집단의 촉진자들 사이에서 흥미 있는 토론의 주제이다. 관련 프로그램의 동료들이나 교사들은 아마도 간단히 10분 정도로 시작하는데, 이와 같이 10분간 집에서도 수련하라고 제안을 한다. 몇몇 사람들은 8주간 계속 이렇게 하지만, 다른 사람들은 서서히 시간을 늘려가서 20분에서 30분 동안 한다. 우리 집단에서는 참가자들이 수련을 해낼 수 있을 것이라고 가정하고 격려하자 처음에 생각했던 것보다 더 긴 시간 동안 할 수 있었다. 회기 내에 그리고 집에서 30분에서 40분간의 명상을 하도록 하는 것을 통해 내담자들은 신체적으로 그리고 감정적으로 불편한 점들을 만나고 그리고 극복할 수 있는 경험을 할 수 있게 되었다. 많은 참가자들은 대부분 15분이 지나면서 안절부절못하게 되는데, 절정에 이르렀을 때 그만두게 하기보다는 이 경험과 함께 머무르게 함으로써 불편함을 관찰하고 습관적으로 반응하는 것을 자제하며 새로운 방법으로 대응하는 것을 배우도록 한다.

우리는 이 정도의 지속적인 시간 동안 명상을 유지하도록 격려하지만, 아무리 짧게 하더라도 도움이 된다는 것을 강조하고 모든 수련에 이렇게 임하도록 한다. 많은 참가자들이 첫 주에는 전체 CD를 듣고, 치료과정이 진행되는 동안 집에서 매일 45분간 수련을 하며, 심지어는 과정 이후에도 계속 하려고 하는 반면에 어떤 참가자들은 수련을 매우 힘들어 한다는 것을 알게 되었다. 숙제에 대한 제일 좋은 접근방법이 무엇인지는 계속 논의되는 흥미로운 주제이며, 더 깊이 토론하고 탐구할 가치가 있다. 촉진자들은 자신의 본능에 따르되 참가자들의 자발성이나 능력을 과소평가하거나 부당하게 대하지 말 것을 권유한다.

비디오

이번 회기에서는, MBCT에서와 같이, 심신자각에 기초한 치료 과정들의 비디오 중 하나를 선택하여 보여준다. 예를 들어 수감생활의 경험이 있는 집단들은 "내면에서부터의 변화" (Changing from Inside, Donnenfield, 1988) 가 좋은 반응을 보였는데, 이 비디오는 약물문제로 시애틀의 교도소에 수감된 개인들을 상대로 10일간 위빠사나 명상을 시행한 다큐멘터리였다. "내면에서부터의 치유" (Healing and the Mind : Vol. 3. Healing from Within, Moyers, 1993) 는 MBSR과정에서 채택되었고 MBCT 시행요강에서 추천한 비디오로서, 참가자들은 만성통증과 함께 사는 것과 갈망과 충동이 계속되는 중독과 함께 사는 것 사이에 유사점을 찾을 수 있는 것 같다. 치료과정을 마친 사람들을 직접 만나지는 못하지만 비디오를 통해 부가적인 인식과 이해가 가능하다.

깨어있는 호흡 공간

치료 과정에서 배우는 격식적 명상 수련은 새로운 관점과 행동을 통합하는 기초를 일상생활에 제공하기 위한 것이다. 깨어있는 호흡 공간 (SOBER breathing space) 에서

SOBER는 Stop (멈춤), Observe (관찰), Breath (호흡), Expand (확장), Respond (대응)를 뜻하며 MBCT에서 사용하였던 3분 호흡 공간 (3-minute breathing space) 을 참조하였다 (유인물 3. 3과 유인물 3. 1). 우리는 깨어있는 호흡 공간이 일상생활 속의 수련에서 가장 유용한 것 중의 하나로 간주하지만, 이것을 해낼 수 있는 수련의 기초를 마련하기 위해서 앞 회기에서는 소개하지 않았다. 3회기가 되기까지 참가자들은 자동조종을 멈추고 거기서 벗어나서 2주간 그들의 신체적인 감각을 관찰해 왔는데 이를 통해 관찰 단계의 기초가 형성될 수 있었다. 유사하게 이것은 현재의 호흡에 초점을 두는 것과 동일한 맥락을 가지므로 참여자들은 이 수련에 대해 어느 정도 친근해질 수 있게 되었다고 할 수 있다. 명상에 대한 경험이 있으면 고위험상황 또는 스트레스 상황에서 이 수련들을 적용할 수 있다. 다음 회기들에서도 계속해서 SOBER 단기명상을 수련하여, 각 회기마다 약간씩 다르게 제시하면서 계속해서 일반화시켜 나갈 것이다.

우리는 깨어있는 호흡 공간을 약간씩 다른 각도에서 제시한다. MBCT에서처럼 종종 모래시계의 이미지를 사용한다. 처음에는 넓게 초점을 두었다가 호흡으로 초점을 좁히고 마지막으로 다시 좀 더 넓은 알아차림으로 확장되는 식으로 모래시계를 그리며, SOBER 머리글자를 칠판에 쓴다.

많은 다른 수련에서처럼, 사람들은 종종 어떤 결과가 일어나기를 기대한다. 참가자들은 이것이 "효과가 있다." 또는 "효과가 없다."고 말할 것이다. 보디 스캔, 정좌명상, 그리고 충동의 파도타기와 같이 이 연습의 목적은 자동조종에서 벗어나 이를 관찰하는 것이라고 강조하는 것이 필수적이다. 그것은 무엇인가 다르게 느끼거나 변화시키기 위한 것이 아니라 있는 그대로 알아차림을 수련하는 것이다. 우리는 종종 참가자들이 무엇을 알아차렸는지, 그리고 처음 관찰했을 때의 체험과 호흡에서부터 자각을 몸과 마음으로 확장시켰을 때 그들이 알아차린 것 사이에 다른 점이 있는지 질문한다. 이때 차이가 반드시 있어야 한다는 암시를 주지 않도록 조심해야 한다. 왜냐하면 차이가 있을 수도 있고 없을 수도 있는데 중요한 것은 무엇이 일어나든 거기에 주의를 기울이는 것이기 때문이다.

숙제

처음 몇 주 동안, 우리는 참가자들이 소개받은 명상 수련들을 각각 조금씩 해보라고 권유한다. 여러 다양한 형태의 명상을 경험하면 수련의 경험이 깊어지고 그리고 마지막 주 또는 그 이후에도 각자 자신의 수련 프로그램을 구성할 수 있기 때문이다. 3회기 이후에는, 7일 중 6일 이상 정좌명상의 음성녹음 (유인물 3. 2) 을 들으며 수련하라고 권유한다. 보디 스캔 대신에 몇 주간 정좌명상을 하라고 권유하며, 심신자각은 수련에 대한 반응을 관찰하는 것 또한 포함한다고 반복해서 말한다 (예 : 어떤 수련에 대한 선호, 저항 또는 안절부절못함, "효과"에 대한 의심 등). 우리는 또한 모든 새로운 기술을 배우는 것과 마찬가지로 처음에는 좌절을 느낄 수 있고, 종종 시간이 걸리고, 배우기 위한 노력이 필요함을 강조한다.

숙제의 두 번째 부분은 깨어있는 호흡 공간 (유인물 3. 1) 을 매일 3번씩 규칙적으로, 그리고 스트레스를 심하게 받을 때 실행해보는 것이다. 하루 3번이 지나치게 들릴 수도 있다. 그러나 우리들 대부분은 살아오면서 "자각 없음"(unawareness)을 수련해 오고 있었다. 이 기술을 규칙적으로 수련하여 일상생활에 접목시킴으로써 깊이 물들어 있는 반사적 반응 대신 멈춰서 관찰하는 심신자각적 대응으로 대체할 수 있다. 우리는 마음을 재훈련시키는 것이고 새로운 습관은 반복을 요구한다. 만약 숙제를 하기 어려운 집단이라면 촉진자는 이 도구들을 사용하는 것을 기억할 수 있도록 하는 아이디어나 창조적인 방법을 물어볼 수 있다 (예 : 버스 정거장에서 기다릴 때, 배우자에게 화가 났을 때, 또는 밥 먹기 전). 또한 참가자들에게 또한 매일 수련 기록지 (유인물 3. 3) 를 완성하도록 요청한다.

마무리

이전 회기에서와 같이, 종을 울리거나, 참가자들이 그들의 생각, 느낌 또는 감각에 대해 무엇을 알아차렸는지 짧게 한 단어 또는 두 단어로 기술하게 하고 잠시 침묵한 후 마친다.

듣기 자각
수련 3.1

의자에 잠시 그리고 편안하게 앉아서 눈을 감거나 또는 그대로 떠 있어도 됩니다. 여기 이 방에 머물며, 의자에 앉은 자신의 몸을 느끼면서, 몸 안으로 들어오고 나가는 호흡을 느껴 봅니다. 이제 여러분의 주의를 기울여 듣는 경험과 함께 머물면서 들리는 모든 소리를 알아차립니다. 방의 안과 밖에서 들려오는 소리를 들어봅니다. 당신의 몸 안 그리고 몸 밖에서 들려오는 소리도 듣습니다. 매우 조용한 소리도 들을 수 있을 것입니다. 소리에 뒤따라 일어나는 생각이나 이야기는 흘려보내고 단지 소리가 시끄러운지 또는 부드러운지, 높은지 또는 낮은지, 그 유형에 귀를 기울입니다. 소리의 질감을 느껴봅니다. 어떤 특별한 소리를 들으려고 애쓸 필요는 없습니다. 단지 소리를 당신의 온몸으로 들으면서, 모든 감각을 열고 받아들이면 됩니다.

소리에 대해 분석하거나 생각할 필요가 전혀 없습니다. 되도록 단지 경험하면 됩니다. 만약 당신이 "이건 섬뜩한데?", "나는 이것을 하고 싶지 않아!" 또는 "나는 이것을 제대로 하는 것이 아니야?"와 같은 생각이 들면 단순히 그것을 알아차리고 부드럽게 당신의 주의를 다시 듣는 경험으로 돌리면 됩니다.

당신이 무엇을 들었는지 생각하기 시작하는 것을 알아차릴 때마다 부드럽게 주의를 단순히 듣는 것으로 돌립니다.

Segal, Williams, 그리고 Teasdale (2002) 에 기초함.

호흡 명상
수련 3.2

의자에 앉아있다면 발을 바닥에 편평하게 놓고 자연스럽고 편안하게 그리고 각성된 자세로 잠시 시간을 가져봅니다. 의자에서 등을 떼고 척추를 꼿꼿이 세웁니다. 명상하는 동안에 취하는 자세는 매우 중요합니다. 척추는 꼿꼿이 세우고 어깨는 편안히 이완시킵니다. 머리는 약간 앞으로 기울여 만약 눈을 뜨고 있다면 아래쪽으로 바닥을 봅니다. 경직되지 않고 이완되면서도 위엄과 자부심을 몸으로 표현하는 자세를 찾아봅니다. 자리를 잡고 이완과 각성이 적절히 균형 잡힌 자세를 찾아봅니다 (촉진자는 여기서 자세를 다루어 주면서 필요하면 교정하거나 제안한다).

당신은 편안한대로 눈을 감거나 또는 떠 있어도 됩니다. 치료과정 전반을 통해서 눈을 뜨는 것과 감는 것 양쪽 모두 실험해볼 수 있습니다. 당신의 몸과 마음에서 무엇이 진행되는지 집중하여 알아차리기 위해 처음에는 눈을 감는 것이 때로는 최선입니다만 가장 편한 것을 선택하면 됩니다. 눈을 뜨고 있다면, 일 미터 앞에 있는 바닥이나 벽의 한 점 위에 시선을 둡니다. 무엇인가를 정말로 응시하는 것이 아니라 초점을 부드럽게 하여 그냥 편안하게 바라봅니다. 배를 부드럽게 하여 숨이 쉽게 들어오고 나가게 합니다. 얼굴, 턱, 어깨, 그리고 목의 근육을 부드럽게 합니다.

오늘 하루에 대한 어떤 생각이나 관념이 떠오르더라도 가능한 최선을 다해 놓아버립니다. 과거도 지나가게 하고 다음에 닥칠 일에 대한 생각이나 걱정도 놓아버립니다. 다음 순간이 아니라 바로 지금 여기에 자신을 놓아둘 수 있는지 보십시오. 자신의 주의를 몸의 감각으로 가져오는 것으로 시작해도 좋습니다. 몸의 감각을 자각하는 것은 현재로 돌아오는 데 도움이 됩니다. 마음은 방황하더라도 몸은 항상 여기에 있기 때문입니다. 이제 의자나 쿠션에 위에 앉아있는 자기 몸의 무게를 느껴봅니다. 몸이 닿아 있는 바닥 또는 의자나 쿠션과의 접촉면을 알아차립니다. 옷이 닿아 있는 피부나 손, 얼굴에 닿는 공기의 촉감을 느낄 수 있는지 봅니다.

이제 주의를 모아서 바로 다음의 호흡에 집중해 봅니다. 호흡이 들어오고 나감에 따라 배가 올라오고 내려가는 것을 느낄 수 있습니다. 집중하는 데 도움을 주기 위해, 배가 올라오고 내려가는 느낌을 알아차리기 위해 배 위에 손을 올려놓아도 좋습니다. 주의의 초점을 코끝 바로 아래에 두어 공기가 몸 안으로 들어오고 나가는 것을 느껴도 됩니다.

가장 선명하게 느껴지는 부위를 선택해서 가능한 최선을 다해 집중하면서 호흡의 감각을 느껴봅니다. 호흡의 감각을 계속해서 따라가면서 들숨과 날숨에 따라 그것이 어떻게 변하는지 관찰합니다. 들숨과 날숨 사이에 있는 미세한 멈춤을 알아차릴 수 있는지 보고, 바로 다음 들숨 전에 있는 멈춤도 알아차립니다.

우리는 심호흡을 하거나 호흡에 어떤 식으로든 변화를 주려는 것이 아닙니다. 단순히 자연스럽게 호흡합니다. 자신의 신체를 어떤 특별한 방식으로 느끼려고 하는 것이 아닙니다. 단순히 호흡하고 있는 신체를 관찰하면서 판단하거나 변화시키려고 하지 않고 있는 그대로를 경험합니다.

우리가 여기에 앉아 호흡에 집중할 때 마음은 반드시 방황하며 돌아다닐 것입니다. 이것은 자연스러운 일입니다. 우리의 마음은 습관적으로 무엇을 하려고 합니다. 자신이 어떤 생각, 감정, 감각에 사로잡혀 거기에 빠져있다고 자각하게 되면, 단순히 그것을 알아차리세요. 나지막하게 "지금은 안 돼." 라고 말해도 좋습니다. 생각을 놓아버리고 주의를 다음 호흡으로 가져오면 됩니다. 마음이 방황할 때 비판할 필요가 없습니다. 단순히 알아차리고 놓아 버리고 다음 호흡에서 다시 시작합니다. 이 알아차림과 다시 시작함이 수련입니다.

이것이 몇백 번 일어나도 괜찮습니다. 단순히 호흡으로 돌아와서 다시 시작하십시오.

생각이나 몸에서 느껴지는 불편한 감각으로 인해 현재 순간에 대한 자각에서 "휩쓸려 가는" 것을 알게 될 때마다 가능한 최선을 다해 온화하게 돌보는 호기심 어린 마음으로 그것들을 경험해봅니다. 그런 다음 다시 호흡의 감각으로 돌아와서 지금 이 순간과 다시 연결합니다.

마지막 몇 분 동안, 가능한 최선을 다해 현재에 머물겠다는 의도를 새롭게 가지고 다시 그리고 또 다시 시작합니다. 생각을 놓아버리고 호흡의 감각에 집중하면서 지금 여기로 다시 돌아옵니다.

이제 부드럽게 자신의 초점을 주변의 방과 여기 있는 사람들에게 확장시킵니다. 준비가 되면, 자각의 느낌을 감지하면서 아주 천천히 그리고 부드럽게 눈을 뜹니다.

깨어있는 호흡 공간

수련 3.3

우리는 그동안 꽤 오래 지속하는 많은 명상을 해 왔습니다. 이제 우리는 일상의 문제, 스트레스 상황, 유발 요인 등에 대처할 수 있도록 이 수련을 우리의 삶 속에 옮겨놓으려고 합니다. 이것은 매우 간단하고 쉽기 때문에 언제 어디서나 할 수 있는 연습입니다. 이것은 스트레스나 고위험 상황에서 특히 유익합니다. 지난주에 토론했던 것처럼 자기 자신이나 환경에 의해 어떤 자극을 받을 때 우리는 자동조종으로 가는 경향이 있고, 그것은 최선이 아닌 방법으로 행동하는 결과를 가져올 수 있습니다. 이것은 우리가 자동적 양식에서 벗어나도록 해주고 우리의 행동을 보다 잘 자각함으로써 주의 깊은 최선의 선택을 할 수 있도록 돕는 기술입니다.

1. 첫 단계는 **멈춤** 또는 바로 당신이 있는 곳에서 **천천히** 하기입니다. 바로 이 순간을 자각함으로써 자동조종으로부터 벗어나는 선택을 하는 것입니다.
2. 이제 바로 지금 이 순간, 당신의 몸, 당신의 감정 그리고 당신의 생각에서 일어나고 있는 것을 단순히 **관찰**하세요.
3. 당신의 주의를 모아서 단순히 **호흡**의 감각에 집중하세요.
4. 다시 몸 전체의 감각과 현재 당신이 처해 있는 상황까지 포함시켜 자각을 **확장**합니다.
5. 이제 당신은 자각과 함께 **대응**할 수 있다는 것을 알아차리세요. 우리는 이 마지막 단계에 관해 다음에 좀 더 이야기할 것입니다.

이제 시작해볼까요. 눈은 감아도 되고 뜨고 있어도 상관없습니다.

1. 첫 번째 단계는 멈추고 자동조종 모드에서 벗어나는 것입니다.
2. 다음 단계는 바로 지금 당신의 마음과 몸에서 무엇이 일어나는지를 관찰하는 것입니다. 이 순간 당신의 경험을 무엇입니까? 당신은 어떤 감각을 알아차렸습니까? 당신의 몸에 불편함이나 긴장이 있습니까? 무슨 생각이 있습니까? 어떤 감정을 알아차릴 수 있습니까? 그리고 그것은 당신의 몸 어디에서 느껴지나요? 바로 이것이 지금 당신이 경험하고 있는 것임을 그냥 인정합니다.
3. 그래서 지금 당신은 바로 지금 이 순간에 일어나고 있는 일을 감지하고 있습니다. 이제

당신의 주의를 모아서, 호흡에 집중합니다. 매 순간 매 호흡에 대해 배가 올라오고 내려가는 것에 집중합니다. 가능한 최선을 다 해서.

4. 다음 단계는 당신의 자각을 확장해서 몸 전체의 감각을 포함시킵니다. 당신의 몸 전체를 좀 더 부드럽고 여유로운 자각으로 감싸 안습니다.
5. 당신은 지금 어떠한 상황에 대해서도 더 깊은 자각과 함께 대응할 수 있는 곳에 있음을 감지합니다.

그런 후 준비가 되었을 때 아주 부드럽게 단지 눈을 뜹니다.

Segal, Williams, 그리고 Teasdale (2002) 에서 발췌. 2002년도 저작권은 Guilford Press가 가지고 있음. 허락을 받아 인용.

깨어있는 호흡 공간

유인물 3.1

이것은 매우 간단하고 쉽기 때문에 당신이 언제 어디서나 할 수 있는 연습이다. 스트레스 상황이나 고위험 상황의 한가운데 있을 때, 당신이 어떤 일에 화가 났거나 술을 마시고 싶은 갈망에 사로잡힐 때 활용할 수 있다. 이것은 당신으로 하여금 자동조종에서 벗어나고, 반사적인 반응을 감소시키며 보다 잘 알아차리게 함으로써 좀 더 주의 깊은 대응할 수 있게 해준다.

이 단계들을 기억하는 데 도움을 주는 것이 SOBER의 머리글자이다.

S–Stop (멈추라). 스트레스 상황이나 위험한 상황에 처해있을 때 또는 하루 중 어느 불특정한 때, 멈추어서 천천히 하면서 무엇이 일어나는지 확인할 것을 기억하라. 이것이 자동조종에서 벗어나는 첫 번째 단계이다.

O–Observe (관찰하라). 당신의 신체에서 일어나는 감각을 관찰하라. 또한 어떤 감정이나 기분 또는 생각이 일어나는지 관찰하라. 당신의 경험에 대해 가능한 많은 것을 알아차려라.

B–Breath (호흡하라). 주의를 모아서, 당신의 호흡에 집중하라.

E–Expand (확장하라). 몸의 나머지 부분과 경험, 그리고 상황에까지 자각을 확장하라. 그 모든 것을 자각으로 부드럽게 감싸 안을 수 있는지 보라.

R–Respond (대응하라). (반사적인 반응이 아니라.) 이 상황에서 정말로 필요한 것이 무엇인지, 자신을 돌보기 위한 최선의 방법은 무엇인지 자각과 함께 주의 깊게 대응하라. 당신의 몸과 마음이 무엇을 경험하든 당신은 여전히 어떻게 대응할 것인지 선택할 수 있다.

3회기 주제와 숙제
일상생활에서의 심신자각
유인물 3.2

주제

심신자각은 자각을 증진시키고 보다 더 능숙한 선택을 할 수 있게 한다. 호흡은 언제나 지금 이 순간의 경험이기 때문에 멈추고 호흡에 주의를 기울이는 것은 현재의 순간으로 그리고 몸으로 돌아오는 방법이 될 수 있다. 우리가 현재에 조금 더 머물러 있을 때 더 잘 자각할 수 있을 뿐 아니라 반사적인 반응을 줄일 수 있고 강력하고 명료한 공간으로부터 능숙한 선택을 할 수 있게 된다. 깨어있는 호흡 공간은 심신자각의 힘을 격식적인 정좌명상이나 와식 수련에서부터 우리가 마주치는 매일의 상황과 어려움으로 확장시키는 연습이다.

3회기 숙제

1. 주 6일 동안 정좌명상 CD로 수련하라. 일일 수련 기록지에 당신의 반응을 기록하라.
2. 깨어있는 호흡 공간을 당신의 일상에 접목시켜본다. 이것은 어려운 상황은 물론 매일매일의 일상적인 상황에서 연습하는 것이 최선이다. 일일 수련 기록지에 당신의 반응을 기록하라.

일일 수련 기록지

유인물 3.3

지시문 : 매일, 당신의 명상 수련을 기록하고, 장애물, 관찰 사항들 또는 의견도 쓰시오.

날짜/요일	CD를 사용한 격식적 수련 : 얼마나 오랫동안 했는가?	깨어있는 호흡 공간	관찰 사항/의견
	________분	몇 번을 했는가? 어떤 상황에서 했는가?	
	________분	몇 번을 했는가? 어떤 상황에서 했는가?	
	________분	몇 번을 했는가? 어떤 상황에서 했는가?	
	________분	몇 번을 했는가? 어떤 상황에서 했는가?	
	________분	몇 번을 했는가? 어떤 상황에서 했는가?	
	________분	몇 번을 했는가? 어떤 상황에서 했는가?	
	________분	몇 번을 했는가? 어떤 상황에서 했는가?	

4회기

고위험 상황에서의 심신자각

우리가 상처를 긁고 중독에 굴복한다면, 상처는 치유되지 않는다.
그러나 긁는 대신에 가려움이나 통증을 있는 그대로 경험할 때, 비로소상처가
치유된다. 우리가 중독에 굴복하지 않는 것이
가장 기본적인 수준에서의 치유이다.
그것은 자신을 진정으로 풍요롭게 하는 것이다.
- PEMA CHÖDRÖN -

준비물

- ◆ 종
- ◆ 화이트보드/마커
- ◆ 텔레비전/DVD 플레이어
- ◆ 유인물 4.1 : 4회기 주제와 숙제 : 고위험 상황에서의 심신자각
- ◆ 유인물 4.2 : 일일 수련 기록지

주제

이번 회기에서 우리는 이전에는 중독물질을 사용했거나 반사적으로 반응하는 행동을 했던 어려운 상황에서 현재에 머무는 것에 초점을 맞춘다. 우리는 중독물질을 사용하도록 하는 압력이나 충동에 대해 새로운 방법으로 대처하는 것을 배운

다. 그것은 도발적인 자극에 대해 자동적이거나 습관적으로 반응하는 대신 자각과 함께 대응하는 것을 수련하는 것이다.

목표

- 개인적 고위험 상황들과 이때 일어나는 경향이 있는 감각, 감정 그리고 생각에 대한 자각을 증진시킨다.
- 강렬하거나 불편한 감각과 감정을 회피하거나 제거하려고 하는 대신 그것과 함께 존재하는 것을 수련한다.
- 물질사용과 연관되어 있던 상황에서 침착하게 물질 사용의 압력에 자동적으로 굴복하지 않을 수 있는 기술을 배운다.
- 다양한 신체적 감각을 알아차리고, 일상생활에 세심한 주의를 기울이도록 하는 또 다른 수련으로 주의 깊은 걷기를 소개한다.

회기 개요

- 들어가기
- 보기 자각 (수련 4.1)
- 숙제 검토
- 정좌명상 : 소리, 호흡, 감각, 생각 (수련 4.2)
- 개인 및 공통적인 재발 위험들
- 어려운 상황에서의 깨어있는 호흡 공간 (수련 4.3)
- 걷기 명상 (수련 4.4)
- 숙제
- 마무리

숙제

- 정좌명상 7일 중 6일 이상
- 걷기 명상 또는 주의 깊게 걷기 최소 두 번 이상
- 깨어있는 호흡 공간 (매일, 특히 어려운 상황에서)

들어가기

이전 회기처럼 참가자들은 돌아가면서 자신의 현재 경험을 짧게 한두 마디로 묘사하면서 회기를 시작하는 것이 도움이 될 수 있다. 참가자들로 하여금 현재 순간의 경험을 묘사하거나 자신의 차례를 기다리는 동안 대응을 예상하고 준비하는 마음의 경향을 알아차릴 수 있도록 한다. 촉진자는 미리 생각해두지 않도록 하면서 집단에서 다른 사람들이 말할 때 충분히 귀를 기울이도록, 그리고 자신의 순서가 왔을 때 그 순간 일어나는 것을 알아차리도록 격려한다.

보기 자각 (awareness of seeing)

이전 회기에서 우리는 심신자각을 격식적인 명상에서부터 일상생활로 접목시키는 연습을 소개하였다. 이 네 번째 회기는 이러한 접목을 유지하면서 반사적인 반응을 하게 하는 경향이 있는 좀 더 어려운 영역이나 상황에 심신자각을 적용하는 것에 특별히 집중한다. 체험을 위한 수련은 어려운 상황 속에서 깨어있는 호흡 공간 (SOBER breathing space) 과 같은 몇 가지 친숙한 수련과 기술의 활용에 초점을 맞춘다. 이 회기는 주의 깊게 보기 (mindful seeing) 와 같은 짧은 연습으로 시작된다 (수련 4. 1). 우리는 이 연습이 바람에 나뭇잎이 살랑이는 것을 관찰하거나 사람이나 차가 옆으로 지나가는 장면처럼 바깥 풍경을 볼 기회가 있을 때 가장 유용하다는 것을 발견했다. 창문이 없는 경우 이전 회기에서 했던 듣기 자각을 단순히 반복하였다. 이 연습은 쉽지 않으며, 마음이 작용하는 깊이 뿌리박힌 습관적인 방식 (예를 들어 자동적으로 이름붙이고 범주화하는) 을 알아차리는 것이 수련의 일부이다.

숙제 검토

정좌명상과 깨어있는 호흡 공간의 경험을 검토함에 있어 특정한 효과에 대한 기대를 떨쳐버리는 것이 다시 한 번 도움이 된다. 참가자는 종종 이완의 느낌이나 고요함과 집중된 마음이 계속되기를 바란다. 비록 네 번째 주라고 하더라도 연습의 목적은 마음의 흐름을 자각하는 것이라는 점을 반복해서 강조하는 것이 필요하다. 정좌명상의 경험을 검토할 때, 방황하거나 불안한 마음을 관찰하는 것이 수련의 일부분이며 이러한 경향에 대한 우리의 반응을 관찰할 수 있는 기회라는 것을 참가자들에게 상기시키는 것이 좋다.

정좌명상: 소리, 호흡, 감각, 생각

정좌명상 수련의 시작은 이전 회기(수련 3.2)에서 소개했던 것처럼 호흡에 대한 기본적인 자각으로 시작한다. 향후의 각각의 회기에서는 이 수련의 기초 위에 다른 감각 경험을 포함하여 자각의 영역을 확장할 것이다. 이번 회기의 명상(수련 4.2)은 소리의 자각을 호흡의 자각으로 전환시키는 것으로 시작하여 감각과 사고에 대한 자각으로 전환시킨다. 이후의 회기에서는 감정에 대한 심신자각을 소개하고 이러한 경험들에 대한 작업을 계속할 것이다.

참가자는 일주일 동안 정좌명상을 수련해 왔는데, 익숙한 그리고 또한 새로운 어려움들이 계속되었을 것이다. 토론을 통해 참가자들은 이런 어려움들을 알아차리고, 그들이 지난 한 주 동안 관찰했던 것을 집단 구성원과 공유한다. 이 때 참가자들이 말하는 내용은 초점이 아니다. 초점은 그들이 무엇을 경험하든지, 그 다양한 측면에 대한 알아차림의 과정인 것이다.

참가자 : 오디오 테이프 중간의 긴 침묵은 나를 미치게 만드네요.

촉진자 : 좋아요. 당신이 알아차린 것이 무엇인가요? 침묵이 있는 동안 당신에게 무슨 일이 일어났어요?

참가자 : 아. 나는 정말로 초조해졌어요.

촉진자 : 당신은 그때 초조하거나 안절부절못하고 있는 것을 알아차렸나요?

참가자 : 네. 나는 내가 초조해졌다는 것을 알았어요.

촉진자 : 그렇다면 당신은 초조함을 알아차렸군요. 그 다음은 무슨 일이 일어났죠?

참가자 : 나는 그것을 알아차렸고, 그것을 놓아버리거나 있는 그대로 두려고 노력했어요. 그리고 호흡으로 돌아가려고 시도했어요. 나는 단지 그것과 함께 앉아 있으려고 했고, 초조함을 거기에 그대로 두고 현재 순간으로 돌아오려 했

죠. 때때로 내 마음은 곧바로 시계를 보려고 하였고, "이 수련이 언제 끝나지?"라는 생각했어요.

촉진자 : 어떤 감각을 느꼈나요?

참가자 : 음. 내 몸이 전체적으로 조금 가렵다는 것을 느꼈어요. 그리고 나는 몸을 움직이고 싶었어요.

촉진자 : 훌륭합니다. 당신은 초조감과 그것이 몸에서는 어떻게 느껴지는지 알아차렸고 그리고 나서 마음이 어떻게 반응하는지를 지켜봤습니다. 이렇게 움직이고 싶고 달아나고 싶은 느낌은 익숙한 것인가요?

치료과정의 이 시점에 이르면 빈번하게 내담자들은 자신의 수련과 경험에 대한 반응에서 변화가 있음 알아차리기 시작한다.

참가자1 : 처음에 나는 눈에 띄게 끌려다니고, 산만했으며 다른 소리들을 듣고 있었지요. 어제 밤에는 내 생각들이 상당히 나의 호흡에 집중하고 있다는 것을 발견했는데요, 그것은 꽤 기분 좋은 느낌이었어요.

촉진자 : 당신은 지난 한 주 동안 수련을 통해 마음이 좀 더 집중할 수 있다는 것을 알아차렸군요. 당신의 마음이 예전처럼 방황하지 않았던 것일까요? 아니면 당신이 방황하는 것을 곧바로 알아차릴 수 있었던 것일까요?

참가자1 : 둘 다입니다. 조금 덜 방황했었고, 내가 그것을 알아차리는 것이 더 쉬웠어요.

촉진자 : 그리고 당신은 집중력이 증가된 것이 기분 좋은 느낌이었다고 말했습니다. 그런 기분 좋은 느낌에 대해 무엇을 알아차렸나요?

참가자1 : 이완과 편안함 같은 것. 그것이 스트레스나 신체적 긴장감을 제거해준다는 것을 느꼈어요.

참가자2 : 나도 그랬어요. 매 순간 좀 더 편안해지는 것을 느꼈고, 연습에 집중할 수 있었어요. 나는 여전히 조금 방황은 했지만, 마음이 흐릿해지려고 할 때 내 스스로 마음을 붙잡아 다시 돌아오게 할 수 있었습니다. 당신이 불편한 곳을 자각하라고 말했을 때 막 가렵기 시작했어요. 그래서 나는 집중해서 그 감각을 나의 자각으로 둘러싸려고 했어요.

촉진자 : 무엇을 알아차렸나요?

참가자2: 좀 잊어버렸어요.

촉진자 : 아마 처음 반응은 긁는 것이었겠지요.

참가자2: 네. 거의 자동적으로 긁으려 했어요. 그러나 동작을 멈추고 가려움과 함께 머물렀어요. 그런 후 호흡으로 되돌아갔어요. 그리고 잊어버렸어요. 초점이 바뀌었는지는 잘 모르겠어요.

참가자3: 수련을 많이 할수록 내 생각이 아직 방황하고 있지만, 전보다 훨씬 더 빨리 돌아오는 경향이 있다는 것을 발견할 수 있어요. 처음에 나는 내 생각이 달아나지 못하도록 하는 것이 어려웠지만, 지금은 현재 순간으로 다시 돌아오는 것은 훨씬 쉬워졌어요.

촉진자 : 당신도 역시 마찬가지네요. 마음은 여전히 자신의 일을 하면서 방황한다는 것을 알아차리고 있군요. 그러나 점점 더 그것을 잘 알아차릴 수 있고 더 빨리 붙잡을 수 있었군요. 그리고 초점을 의도적으로 현재의 경험으로 더 쉽게 돌아오게 할 수 있었어요.

우리는 여러분들이 알아차리고 있는 몇몇 변화들에 대해 들어보고 있어요. 누가 자신의 경험이 1회와 상당히 유사하다는 것을 알아차린 분 계세요?

참가자3: 음, 나는 호흡이 내가 다시 돌아오는 것을 도와준다는 것을 알게 되었어요. 호흡이 실제로 나를 도와주는 것이 아니라, 호흡에 집중하는 것이 나를 돌아오게 도와주었어요. 호흡은 항상 있는 것이지요. 마치 홈 베이스와도 같아요. 그 곳은 훨씬 편안한 곳이어요.

촉진자 : 훌륭합니다. 당신의 경험을 우리 모두에게 나누어주어서 기쁘네요. 당신이 묘사한 것처럼, 또한 우리가 첫 주부터 이야기해온 것처럼 중요한 것은 우리의 마음을 방황하지 않도록 지키는 것이 아닙니다. 마음은 산만해질 것입니다. 그것은 마음이 하는 일일 뿐입니다. 중요한 것은 알아차리는 것이고, 주의를 반복해서 다시 되돌리는 수련을 하는 것이지요. 우리의 마음이 하는 일에 대해 어떻게 대응할 것인지 선택할 수 있음을 인식하는 것이지요. 그리고 수련을 통해 이것이 점점 더 쉬워져요. 바로 지금 우리의 마음을 있는 그대로 관찰하면 그것을 조금 더 잘 알게 되지요. 선택된 사물이나 경험에 집중해서 무엇이 일어나는지를 보는 것입니다. 그리고 우리가 그것을 하는 동안 나타나는 것에 대해 마음이 어떻게 반응하는지를 지켜보는 것이지요.

이 네 번째 주까지 사람들은 빈번히 자신의 신체, 감정 또는 인지적 경험에 대해 대응하는 방법에 어떤 변화가 일어나는 것을 알아차리기 시작한다. 이는 수련에서 뿐만 아니라 일상의 상황에서도 나타난다.

참가자1: 이 수련은 내가 아내의 음주 문제를 다루는 데에 도움을 줘요. 나는 보통 화가 많이 나는 편이어요.

촉진자 : 어떤 면에서 도움이 된다고 느끼세요?

참가자1: 내 감정이 무엇인지에 집중하는 데 도움을 줘요.

촉진자 : 그래서 화가 치밀어 오르는 순간에 당신은 무엇을 알아차리지요?

참가자1: 분노나 비판에 따라 즉각적으로 행동하지 않아요.

촉진자 : 그럼 분노가 올라오는 것을 알아차리고 대신에 어떻게 대응하세요?

참가자1: 참 놀라운 일이에요. 고함을 지르는 대신 그녀가 괜찮고 안전하다는 확신을 하고, 좀 더 깊은 연민을 느껴요.

촉진자 : 그렇다면 자극을 받고, 화를 내고, 고함지르는 평소의 연쇄적인 반응 대신 당신은 다르게 대응하는 것 같군요. 감사합니다. 다른 분들의 경험은 어땠나요?

참가자2: 나도 좀 비슷한 것을 알아차리고 있어요. 그것은 잠시 시간을 내서 진정한 문제가 무엇인지에 집중하고 내가 실제로 느끼고 있는 것에, 그것이 감정적으로 그리고 신체적으로 나에게 어떤 영향을 주는지에 집중하는 능력이어요. 어떤 것에 내 마음이 끌려갈 때 그것을 조금 더 잘 자각할 수 있고, 그래서 그것을 알아차렸을 때 나는 마음이 발진하기 시작하는 것을 자각하지요. 그리고 나는 멈추고 다시 집중할 수 있어요.

촉진자 : 네. 그것이 바로 거기에서의 수련입니다. 자각하는 것, 그리고 당신의 마음이 방황하거나 "발진하는" 것을 단지 알아차리는 것 그리고 바로 거기서 멈추고 의도적으로 다시 현재로 초점을 되돌리는 것이지요.

개인 및 공통적인 재발 위험들

이번 회기의 중요한 목적 중 하나는 이 수련들을 어떻게 특별히 고위험 상황에서 유용하게 사용할 것인지에 초점을 맞춤으로써 심신자각의 활용을 일상생활에서 특정한 상황으로 전환하는 것이다. 우리 각자에게는 중독 물질에 손을 대는 것이든, 누군가를 맹렬히 비난하는 것이든, 움츠러드는 것이든, 반사적으로 반응하는 경향이 있는 특정한 상황들이 있다. 고위험 상황을 식별하는 이러한 연습을 통해 각 개인에게 위험할 수 있는 영역을 인지할 수 있을 뿐만 아니라 많은 사람들에게 공통된 반사적인 반응의 유형을 강조할 수 있게 된다.

우리는 보통 최근에 있었던 일이나 전형적인 유발요인 또는 위험한 상황에 대한 질문으로 시작한다. 과거의 재발이나 어려운 상황들을 되돌아보거나 유발 요인들의 공통점을 확인하기 위해 2회기 (유인물 2. 2) 의 유발요인 알아차리기 기록지를 언급할 수 있다. 우리는 이야기 (예 : 가족과의 갈등, 물질을 사용하는 상황이나 환경, 분노나 외로움의 느낌 등) 보다는 오히려 일반적인 경험이나 상황에 대해 질문한다. 화이트보드에 참가자의 반응들을 쓰는 것이 도움이 된다. 어려운 상황이나 유발요인들의 몇몇 예를 확인함에 따라 공통된 부류나 범주가 나타난다. 이 지점에서 재발의 공통요소들을 언급하는 것이 유용할 수 있다. 그동안 우리가 연구한 결과에 따르면 신뢰할 수 있는 "가장 중요한 세 가지" 범주가 드러났다. : 부정적 정서 상태 ("부정적"이라는 용어는 재발예방/CBT 프로그램에서 전통적으로 사용되었다. 우리는 이것을 종종 "어려운(challenging)" 이라고 부르기도 한다.), 사회적 압력 (물질 사용과 연관되는 사회적 상황을 포함한다. 동료의 직접적인 압력과 항상 관련되지 않을 수 있으며, 물질을 사용하도록 압박을 받는 것을 말한다.) 그리고, 대인관계 갈등 (종종 가족 구성원이나 파트너와의 갈등이기도 하다). 이 범주들을 강조하는 것은 개인들의 독특한 위험 패턴과 우리 모두에게 있을 수 있는 공통적 어려움을 같이 인식할 수 있기 때문이다.

어려운 상황에서의 깨어있는 호흡 공간

회기 중에서 어려운 상황에서의 깨어있는 호흡 공간 (SOBER breathing space) (수련

4. 3) 을 수련하는 것을 통해 참가자들은 직접 경험한 상황을 토론할 수 있게 된다. 이 연습은 우리가 반사적으로 반응하기 바로 직전에 멈출 수 있도록 해주며, 자동적 사고의 관성을 깨고, 일어나는 일이 무엇이든지 간에 알아차리게 만든다. 이 연습의 목적은 우리가 느끼고 생각하는 것을 변화시키거나 고치기 위한 것이 아니라 단지 있는 그대로 경험하기 위해 그리고 그것에 대해 좀 더 많이 자각할 수 있도록 하는 것이다. 이를 통해 좀 더 주의 깊은 그리고 의도적인 선택을 할 수 있는 공간을 확보할 수 있게 된다. 우리는 이에 대한 근거를 참가자에게 반복적으로 말하는데, 우리의 경험에 의하면 이것은 아무리 강조해도 지나치지 않다.

우리는 참가자들에게 자신이 중독물질을 사용하도록 자극을 받았거나 반사적으로 행동했던 최근의 상황이나 화이트보드에 있는 목록에서 가상의 상황 한 가지를 선택하도록 요구하기도 한다. 어떤 상황이라도 수련을 위한 상황을 선택할 때 지나치게 극심하거나 힘든 것이 아니라 적절한 수준에서 자신의 삶을 어렵게 만드는 것을 선택할 수 있도록 한다. 그래서 참가자들에게 어떤 상황이 적절한지 자신의 삶을 신중히 돌아보기를 권한다. 참가자들은 흔히 "옳은" 또는 "최고의" 시나리오를 선택하는 데 어려움을 겪는다. 반사적인 반응을 유발하는 어떠한 상황이라도 수련을 위한 재료가 된다. 종종 마음에 처음 떠오른 상황이나 느낌이 좋다.

연습 후 경험에 관해 탐문하는 것에 덧붙여 이 수련을 일상생활에 접목시키는 문제에 대해 토론하는 것이 도움이 될 수 있다. 예를 들어, 힘든 상황에서 이 수련을 해보면 어떻게 될까? 무엇이 이런 상황에서 이 수련을 실행하는 것을 어렵게 만들까? 당신은 그것에 대해 어떤 조치를 취할 수 있을까, 또는 당신은 이 수련을 하는 것을 어떻게 기억할 수 있을까? 어떤 상황에서 이것이 당신을 위해 유용한 수련이 될 것으로 상상할 수 있는가?

걷기 명상

걷기 명상을 수련하는 데는 몇 가지 방법들이 있다 (수련 4. 4). 다른 모든 수련과 마찬가지로 걷기 명상도 체험을 통해 가장 잘 배울 수 있다. 촉진자는 자신이 몸소 걷기 명상을 하는 동안 관여했던 과정을 이야기해 줄 수 있다. 우리는 이 회기의 마지막에 다시 예시를 제공할 것이다. 그러나 촉진자들은 이것을 대본으로 사용하지 않고 그들 자신의 경험으로부터 이끌어 가기를 희망한다.

걷기 명상은 형식적이고 구조화된 수련 ("들고, 놓고, 바꾸고") 으로, 또는 전체 과정에 대한 좀 더 열린 자각으로 이끌 수도 있다. 후자에서는 호기심 어린, 심지어는 아이와 같은 태도를 가지는 것도 허용된다 (걷는 것은 어떤 것인가? 움직일 때 발바닥에 어떤 느낌이 드는가? 다리를 움직이기 위해 사용되는 모든 근육을 알아차리라). 촉진자는 마치 이 사람의 몸속에 방금 들어온 것처럼 상상해 보기와 같은 흥미로운 암시를 줄 수 있다. 그래서 우리가 할 일은 단지 이 사람의 몸이 걷는 그대로 걸음을 관찰하는 것이라고.

참가자는 여러 가지 속도로 걷는 것을 실험해 볼 수 있다. 처음에는 걸음을 충분히 자각할 수 있도록 평소보다 느리게 걷는다. 일단 자각하면서 천천히 걷는 것을 편안하게 느끼면, 좀 더 빠른 속도로 걷는 시도를 한다. 만약 불안이나 초조감이 생기면, 자각과 함께 좀 더 빨리 걷는 것이 도움이 된다. 마음이 안정됨에 따라 자연스럽게 속도를 줄인다.

걷기 명상은 집이나 적당한 야외에서 "격식적"으로 할 수 있다. 또는 "비 격식적으로" 야외나 공공장소, 혹은 매일의 일상속에서 할 수도 있다. 깨어있는 공간 (SOBER space) 과 유사하게 수련은 하루의 생활 속에서 자신을 성찰하는 하나의 방법이 된다. 직장에 가기 위해 또는 버스 정류소로 걸어갈 때, 신체가 어떻게 느끼는지에 단순히 주목한다. 그런 후 소리의 알아차림으로 바꾸고, 그 다음에는 보는 경험으로 바꾸고, 그런 후 숨 쉬는 것으로 바꾼다. 또는 단지 걸음을 걸을 때 느끼는 신체적 감각에 머무를 수 있다.

가끔 참가자들은 연습 과정에서 어색함이나, 유치하거나 스스로가 한심하다고 느낄 수 있다. 이런 마음의 반응들을 알아차리는 것 역시 수련의 일부분이다. 즉, 촉진자는 연습을 진행할 때, 참가자들이 연습에 대한 생각이나, 당혹감, 혹은 바보 같다는 느낌처럼 무슨 일이 일어나든지 이를 알아차리도록 격려하고 다시 걷는 경험에 집중하도록 하는 일련의 과정을 모두 수련에 포함시키는 것이다.

가능하면 우리는 참가자 집단에게 초기 지침을 전달하고 좀 더 넓은 곳으로 데리고 가서 잠시 동안 스스로 수련하도록 한다. 우리는 참가자들에게 짧은 거리를 선택하고 그 경로를 걷고 돌아서 반대방향으로 걸으라고 권한다. 이것은 단지 걷는 것과 어딘가에 도착하기 위해 걷는 것과의 차이를 경험하기 위해서다. 어떤 환경에서는 목적지까지 갔다가 돌아오는 것이나 수련을 위해 방을 벗어나는 것이 불가능할 수도 있다. 이런 경우에는 방 안에 머물면서 원을 그리며 걷는다.

숙제

4주차의 다음 한 주 동안 6일 간 (유인물 4. 1) 정좌명상 또는 보디 스캔을, 어떤 것이든지 참가자들이 선택해서 반복해서 수련하도록 한다. 최소 두 번의 걷기 명상을 하고, 일상적인 매일의 경험 속에서 또는 어려운 상황이나 감정을 경험했을 때, 깨어있는 호흡공간을 수련하도록 요구한다. 또한 일일 수련 기록지를 사용하여 (유인물 4. 2) 명상 수련을 기록하도록 한다.

마무리

이번 회기는 시작할 때 했던 것처럼 잠깐 동안의 침묵이나 현재 이 순간의 경험을 한 두 마디로 짧게 묘사하면서 끝맺는다.

보기 자각
수련 4.1

앉거나 서서 창밖을 편안히 바라봅니다. 잠시 바깥을 보면서 다양한 모습들을 알아차리세요. 색깔, 모양, 다른 질감, 몇 분 동안 우리가 늘 하는 대로 그것이 무엇인지 알아보고 싶어하는 마음을 놓아 버릴 수 있는지 보세요. 대신, 그것들을 그저 그런 유형의 색깔, 모양, 움직임으로 볼 수 있는지 보세요. 당신이 보고 있는 것에 대하여 분석하거나 생각할 필요가 없어요……. 가능한 최선을 다해 본다는 경험에 충실하세요. 만약 '이것은 기이 하군' 또는 '나는 이것을 할 수 없어' 라고 생각하는 자신을 발견하면 온화한 마음으로 이를 알아차리고 주의를 다시 보는 경험으로 되돌려 놓으세요. 당신이 보고 있는 것에 대해 생각하기 시작하거나 마음이 그것을 단순히 경험하는 대신 이야기를 늘어놓기 시작할 때마다 이를 온화하게 알아차리고 그 생각들을 놓아버립니다. 그리고는 색깔, 모양, 선, 모서리, 움직임 등의 있는 그대로를 바라보는 현재의 경험으로 다시 돌아옵니다. 준비가 되었으면, 당신의 초점을 방으로 되돌려 놓으세요.

Segal, Williams, 그리고 Teasdale (2002) 에 기초함.

정좌명상 : 소리, 호흡, 감각, 생각

수련 4.2

편안한 자세로 앉으세요. 만약 의자에 앉아있다면 다리를 교차하지 말고 발을 반듯하게 바닥에 놓으시면 됩니다. 부드럽게 눈을 감거나, 눈을 뜨고 있으려면 일 미터 전방에 시선을 둡니다. 위엄을 느끼면서 앉아있는 자세를 살피고, 명료하고 깨어 있는 마음으로 이완합니다.

의자나 쿠션 위에 몸의 무게를 느껴봅니다. 몸이 바닥이나 의자와 닿아 있는 부위를 알아차립니다.

잠시 시간을 내서 자신이 여기에 있는 목적을 기억하고 이 수련을 하는 동안 가능한 최선을 다해 현재 속에 존재하는 것에 전념할 것을 기억합니다. 수련에 임하고자 하는 온화한 결정을 발견하고, 필요할 때마다 수련에 대한 의도와 전념을 새롭게 가지면서 다시 시작할 수 있다는 사실을 기억하세요. 마음속에 오늘 밤에 대한 무슨 일이 생각나든지 그냥 놓아버립니다. 과거를 놓아버리고 미래에 대한 걱정을 내려놓습니다. 지금 당신의 일은 지금 이 순간 속에서 이완하고, 생각을 놓아버리고 현재 경험에 다시 집중하는 것입니다.

소리와 청각을 단순히 알아차리는 것으로 시작합니다. 당신의 몸 내부의 소리와 외부의 소리를 관찰합니다. 소리의 질감과 높낮이를 알아차립니다. 가장 조용하거나 가장 멀리서 나는 소리를 들을 수도 있습니다. 만약 당신이 듣는 경험에서부터 휩쓸려가면, 그냥 알아차리고 온화하게 당신의 주의를 소리로 다시 되돌려 놓습니다.

이제 다양한 소리들이 자각에서부터 점차 사라져 가도록 놓아두고 숨이 몸으로 들어오고 나갈 때 배에서 느껴지는 감각에 주의를 머물게 합니다. 배가 들숨과 날숨에 따라 부풀었다가 가라앉는 팽창과 수축을 관찰합니다. 당신의 주의를 들숨과 날숨에 부드럽고 확실하게 둡니다. 들숨과 날숨의 감각을 관찰하고 들숨과 날숨 사이에서 호흡이 잠시 멈추는 것을 관찰합니다.

호흡을 조절하거나 변화시킬 필요 없이 단지 몸이 숨 쉬는 것을 관찰하세요. 당신의 주의가 호흡에서 벗어나고 싶어할 때마다 그냥 그것을 알아차리고 다시 돌아옵니다. 호흡에 주의를 머무르게 하고 다시 시작합니다.

이제는 호흡이 자각의 배경으로 점차 사라지도록 놓아버리고 주의를 감각으로 가져옵니다. 촉감, 압력, 따끔거림, 박동감, 가려움, 그것이 무엇이든지 현재 순간의 다양한 감각을 관찰합니다. 몸의 감각을 탐구하면서 얼마간의 시간을 보냅니다. 발끝부터 머리까지 몸을 살피면서 몸 전체에 대한 자각을 활짝 열어 둔 채 무엇이 일어나든 알아차리면서 당신의 주의가 그 감각과 그것이 일어나는 곳으로 향하도록 놓아둡니다.

특별히 강렬하게 느껴지는 감각이 있으면 자각을 그곳으로 가져와서 감각의 상세한 유형을 온화함과 호기심을 가지고 탐구합니다. 감각이 어떻게 느껴지는지? 시간에 따라 어떻게 변해 가는지? 계속해서 몸에서 일어나는 감각을 지속적으로 관찰합니다.

당신이 더 이상 몸을 자각하고 있지 않음을 알아차리면 그때 마음에 무슨 일이 있는지 자각하고 다정하게 자신을 축하하세요. 당신은 이미 지금 이 순간의 경험으로 돌아왔고 자신의 경험을 다시 자각하고 있습니다. 그리고 다시 시작합니다.

이제 준비가 되었으면 몸에 대한 감각은 자각에서 점차 사라지게 하고 주의를 생각으로 옮겨갑니다. 마음속에서 일어나는 다음 생각을 알아차릴 수 있는지 보세요. 지금 일어나고 사라지는 각각의 생각들을 보고 그것들이 일어나는 것을 알아차리고 그것들이 사라지도록 내버려둡니다. 마음을 관찰합니다. 생각의 과정에 이름을 붙이고 싶다면 각각의 생각이 일어날 때 '생각', 또는 '생각하기'라고 단순히 자신에게 말하면 됩니다. 만약 생각이나 이야기 속에 빠지게 된 것을 알아차리면 그것 또한 단지 잘 관찰하고 부드럽게 놓아 버리고 당신의 주의를 다시 생각에 대한 자각으로 되돌립니다. 만일 당신의 마음이 반복해서 생각에 빠져드는 것을 알아차리면 자각을 호흡의 움직임으로 다시 가져옴으로써 언제나 지금 이 순간과 다시 연결할 수 있습니다. 이제 잠시 동안 스스로 이것을 계속해서 수련해 봅니다.

명상의 마지막 순간에는 오늘의 수련이 자신에게 어떠했는지 돌이켜봅니다. 당신이 어떻게 수련했는지에 대해 심지어 자신에 대해 판단하려는 마음이 있는지 알아차립니다. 그리고 언제든 자신의 경험에 세심한 주의를 가져올 때마다, 언제든 멈추어 지금 이 순간으로 돌아오고자 하는 의도를 가질 때마다 우리는 스스로를 풍요롭게 하고 있다는 것을 믿으세요. 그때 우리는 수련하는 동안 무슨 일이 생기거나 몸과 마음이 무엇을 하더라도 매우 근본적인 방법으로 자신을 돌보고 있는 것입니다.

이제 온화한 마음으로, 준비가 되었으면 당신의 자각을 천천히 확장시키면서 방과 당신의 주위에 있는 사람들까지 포함시키세요. 잠깐의 시간을 내어 자신과 함께 수련하고 있는 참가자들에게 감사하는 마음을 가져봅니다. 이제 아주 천천히, 그리고 부드럽게 눈을 뜹니다.

어려운 상황에서의 깨어있는 호흡 공간

수련 4.3

우리는 지난주에 했던 깨어있는 호흡 공간(SOBER breathing space) 연습과 유사하지만 더 발전된 연습을 하려고 합니다. 또 이것은 언제 어디서나 할 수 있는 매우 간단하고 단순한 연습입니다. 당신이 무엇인가에 화가 나거나 충동과 갈망을 경험하고 있는 고위험 또는 스트레스 상황에서 활용할 수 있습니다.

누가 그 단계에 대해 다시 말씀해주실 수 있나요?

일단 멈추세요(STOP)! 그리고 어떤 상황이든 당신이 빠져 있는 "자동조종"모드에서 벗어나세요. 이것은 자동조종 모드로 부터 당신 자신을 자유롭게 하는 첫 번째 단계입니다. 멈춤 그 자체가 당신의 인생에서 변화를 만드는 강력한 발걸음이 될 수 있습니다.
지금 이 순간에 일어나는 것을 관찰(OBSERVE) 하세요.
당신의 주의를 호흡(BREATH) 으로 가져오세요.
몸 전체에 대한 감각으로 자각을 확장(EXPAND) 하세요.
당신이 처한 상황에서 당신이 취할 수 있는 일련의 선택들이 있음을 자각하면서 주의 깊게 대응(RESPOND) 을 하세요. 어떻게 하면 지금 이 순간 자신을 가장 잘 돌볼 수 있을까요?

이 연습을 위해 당신이 별로 유익하지 않은 방식으로 반사적으로 반응하는 행동을 하도록 만드는 상황을 상상해보라고 할 것입니다. 그 상황은 중독 물질을 사용하도록 유도하는 장면입니다.

그러나 우리는 당신에게 몇 주 전에 충동의 파도타기 연습을 했을 때처럼, 음주를 하지 않는, 또는 당신 자신이나 다른 누군가에게 유해한 반응을 하지 않는 상상을 하도록 요청할 것입니다. 무엇이 나타나든 온화함과 호기심으로 함께 머무르기를 권합니다. 만약 당신이 원하지 않거나 마음이 없으면 우리는 당신의 뜻을 존중합니다.

당신은 자동적으로 또는 반사적으로 반응하는 시나리오를 상상할 수 있습니다. 예를 들어 당신이 화를 내거나 자신이나 다른 사람에게 상처를 주는 방식으로 반응하는 관계나 상황을 상상합니다. 힘들기는 하지만 압도되지 않을 정도의 상황을 선택하는 것이 가장 좋습니다.

그럼 지금 시작합시다.

당신이 편한 대로 눈을 감고 자신에게 어려웠거나 또는 그럴 수 있는 상황이나 환경을 마음속에 떠올리세요. 그냥 우리가 이야기했던 것을 상상할 수도 있고 당신이 원하는 다른 것을 떠올릴 수도 있습니다.

이것은 당신에게 반사적인 반응을 유발할 수 있는 상황이나 사람, 또는 감정일 수 있습니다. 반사적인 반응이란 물질 사용에 대한 갈망이나 충동 또는 반사적으로 반응하는 행동을 하려는 충동을 말합니다. 지금 잠깐 동안 그 사람이나, 장소, 상황, 느낌에 대하여 상상해 봅니다. 불편함 또는 반사적인 반응을 보인 바로 그 이야기 속에 자신이 정말로 거기 있다고 상상하세요.

첫 단계는 **멈춤**입니다. 어려움이 발생한 바로 그 지점에서 멈추어서 자동조종에서부터 벗어나는 선택을 합니다.

다음 단계는 **관찰**입니다. 바로 지금 당신에게 일어나는 것을 자각하도록 합니다. 먼저 몸에서 일어나는 신체적 감각을 알아차립니다. 감정을 알아차리고 일어나는 생각을 알아차립니다. 어떤 식으로 행동하도록 만들었던 충동을 알아차립니다. 우리는 어떤 것도 저항하거나 강요하지 않고 단지 일어나는 것을 인정할 뿐입니다. 잠깐 동안 자신의 경험을 단지 관찰하는 것이 어떠한지 느껴보세요.

세 번째 단계는 주의를 내부로 모아서 **호흡**에 머무르게 합니다. 호흡에 따라 오르내리는 복부의 움직임을 자각합니다. 바로 호흡이라는 닻을 내려 몸 안으로 들어가서 현재에 머무릅니다.

다음 단계는 이제 자신의 주의를 모아서 몸 전체와, 가슴 그리고 마음으로 자각을 확장합니다. 이때 어떤 답답함이나 긴장감, 감정, 마음을 다시 확인하면서, 일어나는 생각이나 충동으로 자각을 **확장**합니다. 자신의 온몸을 좀 더 부드럽고 여유로운 자각으로 감싸 안습니다.

보다 드넓은 자각의 공간으로부터 당신이 처한 고위험 상황……. 당신에게 위험을 초래하는 상황이나 감정 또는 사람을 다시 알아차리세요. 그리고 당신 앞에 놓인 선택을 바라보세요. 마음과 몸에서 바로 지금 무슨 생각과 무슨 감각을 경험하든 자각합니다. 어떻게 **대응**할 것인지에 대해 아직도 많은 선택이 가능합니다. 이 자각과 연민의 공간으로부터 당신 스스로를 위해 당신을 위한 최선의 선택이 무엇인지 그리고 당신이 원하는 삶과 당신에게 진실로 중요한 것과 일치하는 것이 무엇인지 스스로에게 물어봅니다. 당신이 그러한 선택을 하고 있다고 상상하세요. 그것은 중독물질을 사용하는 것이나 당신이나 타인에게 어떤 식으로든 상처를 주는 반사적인 반응으로부터 멀어지게 하는 선택입니다. 당신이 이 선택을 할 때, 당신의 몸에서 무슨 일이 일어나는지 다시 알아차리세요. 지금 이 순간 무슨 감각이나 생각, 느낌이 일어나는가요? 이제 준비가 되었으면, 부드럽게 그 장면을 놓아버리고 당신의 주의를 다시 이곳으로 되돌립니다. 그리고 눈을 뜹니다.

Segal, Williams, 그리고 Teasdale (2002) 에서 발췌. 2002년도 저작권은 Guilford Press가 가지고 있음. 허락을 받아 인용.

걷기 명상
수련 4.4

이 수련을 하는 동안 우리는 눈을 뜬 상태를 유지합니다. 무릎을 부드럽게 펴고 팔을 편안하게 내리고 시선을 온화하게 4-5미터 앞의 바닥에 둡니다. 지금 자신의 발바닥을 자각하면서 바닥에 닿아있는 발의 감각과 다리와 발에서 느껴지는 체중의 감각을 느껴봅니다.

체중을 매우 부드럽게 왼편으로 실어봅니다. 그래서 왼쪽 다리가 체중을 지탱하고 오른쪽 다리는 이제 가벼워집니다. 왼쪽 다리의 묵직함을 느끼고, 오른쪽 다리의 허전함을 느껴봅니다. 이제 체중이 가운데로 다시 이동하고, 체중이 어디에 실리는지에 대해 몸이 어떻게 아는지 주목해 봅니다. 반대편으로 체중을 옮기고 싶은 충동이 있는지 알아차립니다. 이제 체중을 오른쪽으로 옮겨 그 무게를 오른쪽 다리에 싣습니다.

이제 매우 천천히 왼쪽 다리로 한 걸음을 걷습니다. 이 과정에서 당신은 자신의 모든 감각과 함께 합니다. 왼쪽 뒤꿈치가 바닥에서 떨어지고 근육이 수축하고 관절이 움직이는 것을 느낍니다. 발을 앞쪽 바닥에 놓으면서 체중을 발로 조금 이동시킵니다. 여기서 잠깐 멈춥니다. 지금 어떤 충동이 있는지, 혹시 오른쪽 다리를 움직이려는 충동이 있는지 자각합니다.

그런 후 오른쪽 다리를 옮깁니다. 뒤꿈치를 들고, 다리를 앞으로 옮기고 뒤꿈치를 내리고, 발전체가 땅에 닿고, 체중을 오른쪽 다리로 이동합니다. 계속해서 다리를 들고 앞으로 움직이고 바닥에 놓습니다. 가능한 최선을 다해서 발과 다리의 감각을 자각하고 바닥과 접촉하는 발바닥에서 느껴지는 신체 감각을 자각합니다. 시선을 부드럽게 앞으로 향합니다. 주의를 집중하기 위해 각각의 발걸음의 움직임에 대해 이름을 붙일 수 있습니다. "듦, 나감, 놓음" 또는 보디스캔을 할 때와 같이 주의를 몸 전체를 관통해 옮겨가면서, 움직임에 따라 모든 감각을 알아차립니다.

우리가 수련했던 다른 모든 명상에서와 같이 당신의 주의가 연습에 대한 생각이나 계획, 기억 등으로 방황할 수도 있습니다. 이것을 알아차리면, 그냥 그것을 놓아버리고 자신의 주의를 다시 현재의 걷고 있는 경험으로 되돌립니다.

이제 준비가 되었으면 의자에 앉을 때와 같은 정도의 자각을 유지하면서 의자로 돌아갑니다.

Segal, Williams, 그리고 Teasdale (2002) 에 기초함.

4회기 주제와 숙제
고위험 상황에서의 심신자각
유인물 4.1

주제

심신자각 수련은 힘든 상황에서 넓고 깊은 안목을 가지는 힘을 양성시킨다. 이 번 회기에서는 중독물질의 사용이나 다른 반사적 반응을 유발하는 상황에서 현재에 머무는 것에 초점을 둔다. 우리는 물질 사용에 대한 압박이나 충동에 대해 새로운 방법으로 대처하는 것을 배우는데 자동적으로 또는 습관적으로 반응하는 대신에 자각과 함께 대응하는 것을 수련한다.

4회기 숙제

1. 7일 중 6회의 정좌명상을 수련한다.
2. 깨어있는 호흡 공간을 규칙적으로 수련하고 어려운 감정이나 감각 또는 충동을 알아차릴 때마다 또는 자신이 반사적으로 반응하게 될 때마다 수련하라. 당신의 수련에 대해 일일 수련 기록지에 기록하라.
3. 1주일에 최소한 두 번의 걷기 명상을 수련하라. 걷기 수련의 목적은 움직임 속에서 그리고 일상생활 속에서 몸의 감각으로 돌아가 그것을 자각하는 것이다. 이것은 개인적인 공간에서 수련할 수도 있고 짧은 길을 따라 오가면서 수련할 수도 있다. 또한 일상생활 속에서도 수련할 수 있다. 예를 들면 버스 정류장으로 걸어가거나 애완견과 함께 산책할 때 등이다. 일상생활 속에서 수련한다면 걸음의 감각, 시각적 경험, 청각적 경험 그리고 호흡 관찰로 주의를 옮겨 가는 실험을 할 수도 있다. 이때 이들 감각에 잠시 머물러 자각한 후 계속해서 옮겨가면 된다.

일일 수련 기록지

유인물 4.2

지시문: 매일, 당신의 명상 수련을 기록하고, 장애물, 관찰 사항들 또는 의견을 쓰시오.

날짜/요일	CD를 사용한 정규 수련: 얼마나 오랫동안 했는가?	깨어있는 호흡 공간	걷기 명상	관찰 사항/의견
	________분	몇 번을 했는가? 어떤 상황에서 했는가?	몇 번을 했는가?	
	________분	몇 번을 했는가? 어떤 상황에서 했는가?	몇 번을 했는가?	
	________분	몇 번을 했는가? 어떤 상황에서 했는가?	몇 번을 했는가?	
	________분	몇 번을 했는가? 어떤 상황에서 했는가?	몇 번을 했는가?	
	________분	몇 번을 했는가? 어떤 상황에서 했는가?	몇 번을 했는가?	
	________분	몇 번을 했는가? 어떤 상황에서 했는가?	몇 번을 했는가?	
	________분	몇 번을 했는가? 어떤 상황에서 했는가?	몇 번을 했는가?	

5회기

수용과 능숙한 행동

내가 바꿀 수 없는 것을 받아들일 수 있는 평온을 주시고
바꿀 수 있는 것을 바꾸는 용기를 주시고
그 두 가지를 구별하는 지혜를 주소서.
-REINHOLD NIEBUHR-

준비물

◆ 벨
◆ 화이트보드/마커
◆ 심신자각 동작 CD
◆ 유인물 5.1 : 어려운 상황에서의 깨어있는 호흡 공간 활용하기 기록지
◆ 유인물 5.2 : 심신자각 동작 자세들
◆ 유인물 5.3 : 5회기 주제와 숙제 : 수용과 능숙한 행동
◆ 유인물 5.4 : 일일 수련 기록지

주제

우리의 삶을 위해 건강하고 긍정적인 행동을 하도록 격려하는 것과 무엇이 일어나

든 수용하도록 격려하는 것 사이에서 균형을 잡는 것이 중요하다. 예를 들면 우리는 일어나는 사건이나 감정, 현재의 직업이나 가족 상황, 또는 다른 사람들의 행동과 반응들을 통제할 수 없을 수도 있다. 그러나 우리가 이것들과 싸운다면 절망하고 화나고 좌절하게 되고 중독물질의 사용을 유발할 수도 있다. 있는 그대로의 지금 이 순간을 받아들이는 것이 수동적인 것은 아니다. 그것은 이미 존재하는 것과 싸우거나 저항하지 않고 있는 그대로를 허용하는 것이다. 이것은 종종 변화를 위해 필요한 첫걸음이 된다. 그것은 자기수용에 대해서도 동일하게 말할 수 있다. 진정한 변화가 일어나기 위해서는 있는 그대로의 자기 자신에 대한 완전한 수용이 필요하다.

목표

- ◆ 불편한 감각이나 감정 또는 상황과 같은 어려운 경험들과 새로운 방식으로 관계를 가지는 것을 소개하고 이를 함양한다.
- ◆ 변화의 과정에서 수용의 역할을 토론한다.
- ◆ 자각과 수용을 수련하는 또 다른 방법으로 심신자각적 동작(mindful movement)을 소개한다.

회기 개요

- ◆ 들어가기
- ◆ 정좌명상 : 소리, 호흡, 감각, 생각, 감정(수련5. 1)
- ◆ 숙제 검토
- ◆ 깨어있는 호흡 공간(짝을 이루어)(수련 5. 2)
- ◆ 어려운 상황에서의 깨어있는 호흡 공간 활용
- ◆ 수용과 능숙한 행동의 토론
- ◆ 심신자각적 동작
- ◆ 숙제
- ◆ 마무리

숙제

- ◆ 일일 수련 기록지
- ◆ 정좌명상, 심신자각적 동작 또는 보디 스캔
- ◆ 깨어있는 호흡 공간, 규칙적으로 그리고 어려운 상황이나 고위험 상황에서
- ◆ 어려운 상황에서 깨어있는 호흡 공간 기록지 활용

들어가기

참가자들은 돌아가며 현재 순간의 느낌이나 감각을 한 두 단어로 표현한다.

정좌명상: 소리, 호흡, 감각, 생각, 감정

5회기에서 명상 (수련 5. 1) 은 소리와 호흡, 신체 감각 그리고 생각과 감정에 대한 자각에 초점을 둔다. 불편감과 같이, 또는 어떤 경험이든지 저항이나 긴장을 일으키는 것에 특별히 초점을 둔다. 시작하는 명상을 통해 기쁘든 슬프든 원하든 원하지 않든 모든 경험을 수용하는 것에 대한 회기의 주제에 접근한다.

명상 지도와 수련을 위해 오래전부터 전통적으로 시가 활용되어 왔다. 시는 마음을 열어주고 이해를 깊게 해 주며 스승이나 촉진자의 명상지도를 보완해 준다. 우리는 필요한 경우에 그리고 수련에 도움이 된다고 느낄 때 시를 사용할 것을 권장한다.

치료과정 전반을 통해 수련의 특별한 정수를 전달하는 데 도움이 된다고 느끼면 때때로 시를 사용하며, 4회기에서는 명상의 후반부에서 활용한다. 여기에 소개하는 Rumi (1207–1273, 이슬람의 신비주의 시인 – 역자 주)의 시 '여인숙 (Guest House)'은 MBSR과 MBCT에서 자주 활용되는데 이는 모든 경험을 스승이나 안내자로 맞아들이라고 하는 회기의 주제를 전달하는 데에 도움이 된다. Rumi는 어려운 경험을 단순히 수용하고 인내하는 것을 넘어서 문 앞에 나와서 그들을 환영하고 기뻐하라고 제안한다. 명상 후 토론에서는 시에 대한 참가자들의 반응을 평가하고 특히 모든 경험은 그것이 기쁘든 슬프든 중립적이든 더 나은 발견과 성장의 기회가 될 수 있기에 이를 감사하는 마음으로

환영하라는 메시지를 어떻게 받아들이는지 살펴본다.

숙제 검토

참가자들은 치료 과정의 이 시점에서 반복해서 겪을 수 있는 비슷한 어려움으로 인해 명상을 “할 수” 있을지에 대한 의구심을 경험할지 모른다. 그것은 명상의 5가지 흔한 어려움을 복습하는데 아주 좋은 기회가 된다 (안절부절못함, 졸림 또는 멍해짐, 갈망, 혐오, 그리고 의구심). 우리는 참가자들에게 이러한 문제들은 과거 수천 년에 걸쳐 경험해 온 것들이며 결코 혼자만의 문제가 아님을 상기시킨다. 이런 경험들은 마음이 자각을 유지하고, 집중하여 현재에 머물고자 할 때 일어나는 경향을 보인다. 촉진자들은 명상 중에 이런 어려운 경험에 직면할 때 경험에 이름 붙이기 (labelling)를 할 수 있다. (예를 들어 “오! 의심이 여기 있네!” 라든지 “이것이 졸림이야. 졸린다는 것은 어떤 것일까?”)

깨어있는 호흡 공간의 수련에 대한 토론에서 참가자들은 스트레스 상황이나 그리고 스트레스가 없는 상황에서도 수련하는 것을 기억할 수 있었는지, 수련할 수 있었는지, 그리고 무엇을 알아차렸는지에 대해 주로 토론하게 된다. 다시 한 번 우리는 명상이 자신의 문제를 “교정”해 줄 것이라는 기대가 담긴 평가 즉, 수련이 “효과가 있다.” 또는 “효과가 없다.”와 같은 언급이 나오는 것을 듣게 된다. 여기에 대해서는 이 주제에 대해 기억하고 있다가 토론에서 제기될 때, 부드럽게 주의를 환기시키는 것이 좋다.

또한 지난주에 했던 걷기명상에 대해 참가자들에게 질문한다. 이 연습과 그에 대한 토론의 초점은 역시 다른 수련과 유사한 데, 수련을 방해하는 어떤 장애물이라도 그것을 다룰 뿐만 아니라, 어떠한 경험에 대해서든 거기에 주의를 기울이는 것이다. 사람들은 가끔 정좌명상과는 다른 경험을 하기도 한다. 이것은 좋은 것도, 나쁜 것도 아니며 단순히 우리 마음이 다양한 형태의 수련에 어떻게 반응하고 있는가 하는 차이를 알아차릴 수 있는 기회가 된다. 걷기명상에서 때때로 나타나는 문제들은 집중의 초점이 흐려지는 것과, “꿈결 같은” 느낌, 당황스럽거나 우스꽝스러운 느낌 등이다. 참가자들에게 이런 경험들 역시 수련의 일부라고 생각하고 알아차리도록 격려한다. 걷기명상에서 집중이 흐려지면 발바닥의 감각에 대한 집중으로 돌아오면 초점을 유지하는 데에 도움이 된다. 참가자들은 또한 주의를 집중하는 방법으로 시각에서 청각, 촉각, 그리고 생각으로 집중의 대상을 옮겨가는 수련을 하거나 발의 "듦, 이동, 놓음"의 움직임에 대해 지속적으로 주의를 기울이는 수련 (걷기 명상을 할 때 발의 움직임에 대해 마음속으로 이름을 붙이면서 지속적으로 알아차리는 수련을 말한다 – 역자 주) 을 할 수 있다. 참가자들은 서로 다른 기술을 이용해 보고 그 중 무엇이 자신에게 가장 효과가 있는지 알 수 있게 된다.

깨어있는 호흡 공간 (짝을 지어)

깨어있는 호흡 공간 (수련 5. 2) 의 수련은 이 회기에서는 다소 다르게 시행된다. 집단은 둘씩 짝을 지어 나누고 각 파트너들은 일상적인 짜증나는 상황이나 반사적인 반응을 조장할 수 있는 상황에 대해 간단히 이야기를 나누도록 한다. 우리는 가끔 모든 사람들에게 공통적인 문제, 예를 들어 교통문제 같은 토픽을 제시하기도 한다 (교통 체증, 주차 문제, 믿을 수 없는 버스 시간표 등). 참가자들이 충분히 그들의 대화에 몰입했을 때 촉진자는 종을 울린다. 종소리를 들으면 참가자들은 말하는 중간이라도 어디 있든지 바로 멈추어야 한다. 그때 촉진자는 간단한 깨어있는 호흡 공간으로 참가자들을 안내한다.

이런 대인관계의 요소를 도입하는 것, 즉 동료들과의 상호 관계에서 나올 수 있는 잠재적인 불안과 일상생활의 성가신 것들과 연관된 스트레스는 깨어있는 호흡 공간 수련을 보다 다양한 경험과 환경에 적용시킬 수 있게 한다. 이 연습을 하는 중에 일어날 수 있는 긴장이나 불안, 그리고 자동적 반응과 행동을 통해 참가자들은 이런 상태가 얼마나 빨리 나타날 수 있는지를 관찰하고 좀 더 초조하거나 혼란스러운 또는 자동조종의 상태에서 깨어있는 공간을 수련할 수 있는 기회를 가지게 된다.

이 연습에 대한 토론은 깨어있는 공간을 수련하기 전과 후의 차이에 주의를 기울여서 알아차리게 된 경험에 대해 이루어진다. 촉진자는 참가자들이 수련 후 토론으로 돌아와 자신의 파트너와 관계를 가지는 방식이 이전과 다른 지 그들이 파트너와 어떤 식으로 관계를 가지고 있는지 질문해도 좋다. 또한 참가자들이 연습에서 경험한 것이 일상생활에서 다른 사람과의 상호작용과 얼마나 유사한지, 또는 다른지 탐문하는 것도 도움이 될 수 있다.

촉진자 : 여러분들은 무엇을 알아차렸나요?

참가자 : 나는 나의 이야기를 하면서 바로 거기에 있었던 것처럼 그 순간으로 되돌아가고 있는 것을 알아차렸어요. 그래서 화가 났고 나는 화를 내선 안 된다고 생각했어요.

촉진자 : 그래서 당신 자신이 화난 느낌과 "나는 화내서는 안 돼!"라는 생각을 알아차렸나요?

참가자 : 네. 그게 내가 종소리를 들었을 때 하고 있었던 생각이었어요.

촉진자 : 그밖에 당신은 무엇을 알아차렸나요?

참가자 : 내 몸이 화끈거리는 것 같았어요.

촉진자 : 화끈거린다…… 무엇을 경험한건가요?

참가자 : 나는 점점 화가 나고 더 긴장되고 나는 정말 숨이 막힌 것 같았어요.

촉진자 : 좋아요. 그래서 내가 종을 울렸을 때 당신은 분노와 어떤 긴장 그리고 얕은 호흡과 "나는 화내서는 안 돼." 라는 생각을 알아차렸군요.

참가자 : 네. 나는 온몸이 긴장되었어요. 나는 당신이 종을 울리기 직전까지 파트너와 이야기하는 동안에는 정말로 아무것도 알아차리지 못했어요. 잠시 정신이 나간 듯, 아. 나는 정말 긴장되고 화가 났었어요. 그런 후 나는 "그래, 이제 다 끝났어, 괜찮아!"라는 생각을 했어요.

촉진자 : 으음. 이런 것들이 당신에게 익숙하나요? 누군가에게 이야기를 전하거나 어떤 사건을 다시 회상할 때 이런 긴장이나 감정을 경험하나요?

참가자 : (웃음) 오. 네. 나는 내 머릿속에서 무언가에 온통 마음을 빼앗기고는 그걸 전혀 알아차리지 못했어요.

촉진자 : 좋아요. 고마워요. 그래서 우리는 이 연습에서 얼마나 쉽게 심신자각 기술들을 잊어버리는지 그리고 아직 일어나지도 않은 일에 마음을 빼앗겨 버리는지 알게 되었어요. 이 연습을 통해 얼마나 우리가 하루하루의 생활에 빠져있고 얼마나 쉽게 우리의 경험에 대한 자각을 잊어버릴 수 있는가 하는 것을 좀 더 알 수 있게 되지요. 당신이 방금 경험했던 것처럼 현재에 머물러서 대인관계의 상황을 자각하는 것은 특히나 어려울 수 있어요. 상호작용이나 경험의 바로 한가운데서 단지 모든 걸 멈추고 알아차리는 것은 어떤 경험일까요?

어려운 상황에서의 깨어있는 호흡 공간의 활용

어려운 상황에서의 깨어있는 호흡 공간 활용하기 기록지 (유인물 5. 1)는 깨어있는 호흡 공간 연습을 일상생활에 적용시켜 본 후에 소개한다. 참가자들은 일주일 동안 그들이 마주친 고위험 상황을 발견하고 그 상황에 대한 반사적 반응의 구성 요소들을 구별하도록 한다. 그것이 신체적이든, 혹은 감정적이거나 인지적인 것이든, 깨어있는 공간을 실행하는 신호가 될 수 있는 특정한 경험을 발견하도록 하는 것에 강조점이 주어진다. 예를 들면 참가자들은 분노가 고조될수록 그의 호흡이 변하고 귀가 뜨거워지기 시작하는 것을 알아차린다. 이런 생리적 경험들이 일단 발견되면 멈추어서 자신의 경험을 관찰할 수 있는 유용한 신호가 된다. 그는 주의를 모아서 다지기 위해 초점을 호흡에 잠시 집중한 후 더 넓은 범위의 경험과 자신이 처한 상황을 자각하도록 자각을 확장한다. 마침내 전형적으로 반응했던 습관적인 방식이 아니라 그 순간의 선택에 대한 더 많은 자각과 함께 주의 깊게 대응할 수 있다.

회기에서 기록지를 활용하여 실례를 들어 추적해봄으로써 깨어있는 공간을 실행하는 특정한 신호를 발견하고, 이것을 활용하는 것이 특별한 상황에서 대응하는 방법에 어떤 영향을 미치는지 알 수 있게 된다.

수용과 능숙한 행동에 대한 토론

수용은 심신자각적인 삶의 핵심이다. 수련의 토대는 지금 이 순간을 있는 그대로 받아들이면서 일어나는 일에 대한 우리의 반응에 주의를 기울이는 것이다. 현재 순간과 싸우는 것을 그만두고, 대신 연민과 수용으로 매 순간과 만나게 될 때 우리는 진실에 저항하는 것을 멈추게 된다. 이러한 놓아버림을 통해 우리는 이길 수 없는 싸움으로부터 자유로워지고, 좀 더 유연해지며 좀 더 더 명료하게 볼 수 있고 진정한 변화를 선택할 수 있는 공간이 생겨난다. 우리는 반사적으로 반응하는 대신에 대응할 수 있는 자유를 얻는다.

수련이 깊어지고 생활에 통합됨에 따라, 우리가 혐오스러운 경험을 만날 때, 일어나는 일을 억누르거나 조절할 것인지 원하든 원하지 않든 경험을 있는 그대로 인정하고 허용할 것인지의 기로에 선다. 우리는 아마도 심지어 친밀함과 호기심을 가지고 어려운 경험들을 환영하기 시작할 수도 있다.

수용과 변화와의 관계에 대한 토론은 구성상으로 빈번하게 치료 과정의 바로 이 시점에서 나타난다. 우리의 경험에 의하면 토론의 형태가 집단마다 어느 정도 다르기는 하지만 동일한 기본적 주제로 수렴된다. 다시 한 번 촉진자들은 개념을 "가르치는" 대신 집단으로부터 아이디어와 주제를 이끌어낸다. 다음 한 예를 들어본다.

촉진자 : 우리는 지금까지 불편한 것들을 포함해서 신체적 감각, 생각, 그리고 감정들을 자각하고 수용하는 것에 대해 많은 이야기를 나누어 왔어요. 우리는 경험을 알아차리는데 초점을 맞춰왔고 특별히 어떤 것을 "하는"것이 아니라 단지 우리의 경험을 있는 그대로 알아차리고 자각을 증진하도록 격려했습니다. 그러면 변화는 어떻게 되는 것일까요? 만약 우리가 모든 것을 다 수용해버린다면 어떻게 변화가 일어날까요?

참가자 : 글쎄요, 우리는 일어나고 있는 것을 자각해야 해요, 그리고 많은 것을 변화시키지 못하는 것을 알고는 비참하게 느끼거나 집착하는 것 대신 오히려 받아들이는 것이 나아요. 왜냐하면 그때 우리는 단순히 화만 나기 때문이지요. 마치 어제 커피숍에서 내 바로 앞에 새치기를 한 사람이 있었던 것처럼 말이어요. 그때 정말 화가 많이 나서 주차장에서도 앙갚음할 생각만 했어요. 나는 알아차리지도 못한 채 그 생각에 온통 빠져 있었는데, 그렇게 해서 무엇이 무슨 득이 있겠어요?

촉진자 : 그럼 당신은 여기서 무엇을 받아들이고 있나요?

참가자 : 그의 태도와 사람들은 내가 원하는 대로 행동하지 않는다는 것을요. 내가 그를 변화시킬 수 없다는 것을요. 따라서 앙갚음은 정말 무의미한 일이죠.

촉진자 : 그 상황에서 당신에게 무엇이 일어났나요? 수용을 하였나요?

참가자 : 오, 네. 그저 화가 났기 때문에 화가 났다는 사실을 받아들이는 것을 선택할 수 있다고 생각해요. 그러나 그 때 버럭 화를 내기보다는 어떻게 이 "화"를 다룰까, 어떻게 대응하고 싶은지를 선택할 수 있어요.

촉진자 : 평온을 청하는 기도(serenity prayer)를 떠올리게 하네요. 여기 누가 그것을 아시는 분 계세요?

내가 바꿀 수 없는 것을 받아들일 수 있는 평온함을 주시고
바꿀 수 있는 것을 바꾸는 용기를 주시고
그 두 가지를 구별하는 지혜를 주소서.

촉진자 : 그래서 우리가 받아들이려고 하는 것은 무엇이죠?

참가자 : 우리가 조절할 수 없는 것이지요.

촉진자 : 그렇다면 이미 여기에 존재하는 것에 대한 받아들임이군요. 지금 이 순간 우리 앞에 도착한 것은 이미 도착했어요. 그것은 여기에 존재해요. 우리가 바꿀 수 없잖아요? 그것은 이미 일어났어요. 그건 누군가 새치기를 한 상황일 수도 있고 분노와 같은 감정일 수도 있지요. 그런데 우리는 이미 여기에 있는 것과 싸우기 위해 많은 에너지를 소모하고 있어요. "이렇게 되어서는 안돼. 나는 이것이 싫어. 왜 그렇게 되는 것인가?" 또는 "나는 화를 내서는 안 돼." 이러면 우리는 어떻게 될까요?

참가자 : 우리를 좌절시키고 화가 나서 숨이 콱 막혀버릴 거예요.

우리들 중 많은 사람들이 수용에 대해 수동적인 태도라고 생각한다. 이번 회기의 의도는 참가자들이 개방적이고 정직하게 어떤 경험을 있는 그대로 만나게 됨으로써 어떻게 대응할 지에 대한 진정한 선택을 할 수 있게 된다는 것을 인식하는 것이다. 자각하지 못하거나 혐오적인 반응을 보였던 데서 좀 더 넓은 여지와 선택, 그리고 연민을 가지고 대응하게 된다. 다음은 앞서 소개된 대화의 연속이다.

촉진자 : 지난 몇 주에 걸쳐 이야기해왔고 다루었던 자동적이고 반사적으로 반응하는 행동들은 빈번히 지금 이 순간에 실제로 일어나는 것들을 거부하고 수용하지 못하는 데서 나옵니다. 이미 존재하는 것을 거부하는 이유는 그래야 한다는 우리의 생각과 다르기 때문입니다. 변화시킬 수 없는 것들과 싸우는 것이지요.

좀 더 명료하게 보기 위해 우리는 멈추어서 관찰하는 것을 수련합니다. 그것은 이미 일어나고 있기 때문에 우리는 그 순간에 일어나고 있는 것을 받아들입니다. 그것은 이미 여기에 존재합니다. 이것은 우리가 실제로 있는 곳에서 출발하도록 해주고 (우리가 원하는 곳이나, 있어야 한다고 생각하는 곳이 아닌) 거기서부터 나아가게 합니다. 이것은 우리가 목표를 가질 수 없거나 사물들을 변화시킬 수 없다는 의미일까요? 그렇지 않습니다. 그것은 단지 지금 이 순간 우리가 아직 목표에 도달하지 못했거나 변화가 일어나지 않았어도 좋다는 것을 허용할 수 있도록 합니다.

참가자 : 먼저 우리 앞에 놓인 것들을 인정하고 받아들여야만 한다고 생각해요. 그러면 우리가 원하는 대응을 선택할 수 있지요.

촉진자 : 네. 흔한 오해는 수용이란 수동적인 것이며 우리 앞에 놓인 사람이나 환경을 그냥 보고만 있으라는 식으로 생각하는 것이지요. 그러나 수용한다는 것은 희생당하거나 상처받으라는 이야기는 아니죠. 우리 자신과 우리가 경험하는 것(그것이 우리가 수용하는 부분입니다)에 대해 좀 더 온화하고 친절한 태도를 취하는 것이지요. 그리하여 단지 "반사적으로 반응"하는 것에 반해 우리가 이 세상에서 어떻게 행동할지를 진정으로 선택할 수 있게 되지요. 그것을 좋아해야 한다는 의미도 아니죠. 단지 그것과 함께 머물면서 반사적으로 반응하는 대신에 여기서부터 어디로 갈 것인지 좀 더 의도적으로 선택하는 방법을 배우는 것이지요. 다소 생소한 방법이지만, 있는 그대로를 받아들이는 것은 변화할 수 있는 능력을 주는 셈이지요.

깊이 자리 잡은 증오심이나 격분 또는 좀 더 미묘한 형태의 조급함이나 짜증 같은 분노를 다루는 작업은 종종 수용과 능숙한 행동에 대한 토론의 한 부분이 된다. 분노는 고도로 반사적으로 반응하는 행동을 유발하며 주의를 분산시키는 강력한 감정이다. 이전 대화에서 다루었듯 즉각적인 반응을 보이거나 억누르려는 시도를 하기 보다는 분노의 경험을 호기심을 가지고 자각하면 분노의 존재를 인정함과 동시에 자신의 주의가 분노를 일으키는 대상에서 분노라는 경험으로 옮겨간다. 몸과 몸의 경험에 주의를 기울이면 감정의 부하를 분산시킬 수 있을 뿐 아니라 분노 밑에 깔려있는 두려움이나 불안, 취약성, 상처 같은 다른 감정들을 발견할 수도 있다. 이것은 우리가 어디에서 곤경에 빠졌고 상처받았는지를 알려주는 강력한 방법이 될 수 있다. 우리는 참가자가 분노를 일으켰던 구체적인 실례를 회기에서 토론하는 것이 큰 도움이 된다는 것을 발견했다.

심신자각적 동작 (Mindful Movement)

심신자각적 동작 (유인물 5.2) 은 자세하게 주의를 기울이는 것을 수련하는 또 다른 방식을 제공한다. 정좌명상에서 호흡의 감각을 관찰하는 것처럼 심신자각적 동작에서는 움직이고 몸을 쭉 뻗고 여러 가지 자세를 취할 때 느끼는 몸의 감각에 주의를 기울이는 수련을 한다. 이것은 매우 부드러운 동작으로 우리가 여러 가지 자세를 취할 때 몸이 경험하는 감각과 마음의 움직임에 초점을 둔다.

심신자각적 스트레칭의 재현과 수련은 촉진자들의 경험에 따라 다양하지만 자기 보호와 신체적인 한계에 대한 점검을 강조하는 것은 항상 중요하다. 촉진자들은 자신에게 편안하고 그 집단에 적합한 몇 가지 자세를 취해볼 수 있다. 전형적으로 마룻바닥에 누워 등을 바닥에 붙이고 무릎을 구부려서 발바닥을 바닥에 붙이는 것으로 시작하여 매우 간단한 동작을 시행해본다. 바닥에 닿아있는 몸의 감각과 몸으로 들어오고 나가는 호흡을 자각하면서 매우 단순하게 시작한다. 둔부를 바닥에 댄 채 허리를 들어 올려 부드러운 곡선을 만들며 등의 감각에 주의를 기울여 본다. 촉진자들은 부드럽게 몸을 비틀어 무릎을 한쪽으로 기울이면서 그 반대편으로 머리를 돌려보고 손과 무릎을 소나 고양이 자세로 만들어보거나 어린아이의 자세를 취해 보기도 한다. 신체의 감각에 주의를 기울이면서 하늘로 부드럽게 기지개를 켜서 서 있는 자세를 취해보기도 하고 산 자세나 바닥에 가만히 누워 송장 같은 또는 쉬는 자세로 마무리한다.

다른 수련에서와 마찬가지로 이것 역시 참가자들이 경험을 나눌 수 있는 기회를 준다. 촉진자들은 이 수련을 신체의 감각을 자각하고 방황하는 마음을 알아차릴 수 있는 방법으로 제시하기도 한다. 많은 참가자들이 신체적으로 힘들었던 과거의 병력과 경험으로 인해 감정적인 반응을 보이기도 한다. 이 수련은 또한 이러한 어려움에 대해 더 깊이 자각하고 온화하게 접근하도록 촉진하며 자신의 몸과 친밀해지는 것을 배우고, 정서적 및 신체적 불편을 다룰 수 있는 공간을 제공한다. 심신자각적 동작에서부터 일어나는 기분 좋은 감각과 행복감에 대한 자각 또한 있을 수 있다.

숙제

다섯 번째 주가 끝나면 내담자들은 심신자각적 동작이나 정좌명상, 보디 스캔 중에 하나를 선택하여 7일 중 6일동안 수련하도록 한다 (유인물 5. 3). 계속해서 깨어있는 호흡 공간을 수련하고 어려운 상황에서의 깨어있는 호흡 공간 활용 기록지를 완성한다 (유인물 5. 1). 이 기록지는 습관적이고 반사적으로 반응하는 행동들을 유발시키는 상황에서 깨어있는 공간을 시행할 수 있는 잠재적인 신호를 찾아내는 데에 도움이 된다. 또한 일일 수련 기록지에 명상 수련을 기록한다 (유인물 5. 4).

마무리

이 전 회기에서처럼 잠깐 동안의 침묵과 현재 순간의 경험을 간단히 공유하면서 마무리한다.

정좌명상: 소리, 호흡, 감각, 생각, 감정
수련 5.1

잠시 동안 의자에 가만히 앉아 이완된 느낌과 집중, 그리고 위엄을 느낄 수 있는 자세를 찾아봅니다. 눈을 감는 것이 편하다면 감고 그렇지 않으면 뜨고 있어도 좋습니다. 몸의 무게를 가만히 느껴봅니다. 쿠션이나 의자에 닿아있는 부위에서 느껴도 좋고, 바닥에 닿아있는 발이나 다리에서도 느껴봅니다. 다리위에 놓인 한쪽 손 그리고 반대편에 있는 손, 옷이 피부에 닿아있는 부위를 느낍니다.

이제 소리와 청각에 주의를 가져옵니다. 몸의 안과 밖에서, 가깝거나 멀리서 들려오는 소리를 관찰합니다. 소리가 거친지 부드러운지, 높은지 낮은지, 알아차립니다. 마음이 어떻게 소리에 명칭을 붙이고 어떤 소리로 알게 되는지 알아차립니다. 생각이나 관념이 아니라 가능한 최선을 다해 있는 그대로 소리의 경험에 머물도록 합니다. 생각이 일어나면 알아차리고 반복해서 소리의 경험으로 되돌아갑니다. 소리에 대한 자각에서부터 마음이 휩쓸려가는 것을 알게 되면 단순히 그것에 주목하고 온화하게 주의가 소리로 되돌아가도록 안내합니다.

이제 여러 가지 소리가 당신의 자각에서 서서히 사라지도록 놓아두고 자신의 주의를 호흡에 자연스럽고 편안하게 머물도록 합니다. 들숨, 잠깐 멈춤, 그리고 날숨. 숨이 몸으로 들어오고 나갈 때 복부의 움직임을 알아차립니다. 몸은 무엇을 해야 하는지 정확히 알고 있음을 알아차립니다. 당신의 몸이 숨 쉬고 있는 것을 단지 관찰합니다. 숨을 들이쉴 때마다 배가 올라가면서 팽창하는 감각과 숨을 내쉴 때마다 배가 부드럽게 내려가는 것을 관찰합니다. 가능한 최선을 다해서 숨이 들어오고 나갈 때 그것과 함께 머무릅니다. 마음이 호흡에서 멀어져서 방황하는 것을 알아차릴 때마다 온화하게 흘려보내고 호흡으로 돌아가 다시 시작합니다.

이제 준비가 되면 호흡을 당신의 경험에서 사라지도록 놓아두고 자신의 주의를 몸의 감각으로 옮겨갑니다. 이 순간에 존재하는 몸의 여러 가지 감각들을 모두 알아차립니다. 촉감, 압박감, 저림, 박동감, 가려움 또는 그것이 무엇이든지 몇 분 동안 이런 감각들을 탐색합니다.

특별히 강렬하거나 불편한 감각이 있다면 그 부위에 자각을 가져와서 거기에 숨을 불어넣으면서 온화함과 호기심으로 그 감각의 자세한 유형을 탐색하면서 그것들과 함께 머물 수 있는지 봅니다. 이 감각들은 정말 무슨 느낌일까? 감각들이 변하는가? 동일한가? 저항하거나 투쟁하지 않고 이런 불편함을 경험하는 방법이 있을까? 어떠한 반응이라도 알아차리고 여기에 있는 무엇이라도 친절하게 대합니다. 긴장되면 최대한 이 부위를 부드럽게 해 봅니다. 이제 여기에 있는 무엇이라도 단지 그대로 존재하도록 둘 수 있는지 봅니다.

이제는 감각의 자각에서부터 생각의 자각으로 주의를 옮겨갑니다. 마음에서 바로 다음에 일어나는 생각을 알아차릴 수 있는지 봅니다. 그런 후 각각의 생각이 일어났다 사라지는 것을 단지 지켜봅니다. 자신이 한 가지 사고에 관여하거나 빠진 것을 알아차리면 그것 또한 단순히 관찰하고 다시 생각에 대한 자각으로 부드럽게 돌아옵니다. 자신이 한 가지 사고에 관여하는 것을 알아차릴 때마다 놓아버리고 다시 시작합니다. 마음이 반복해서 생각에 빠지면 호흡에 대한 자각으로 돌아와서 언제든지 지금 여기로 다시 연결될 수 있습니다. 잠시 동안 생각이 일어나고 사라지는 것을 관찰하는 수련을 계속합니다.

이제 생각에서 현재 있는 감정이나 느낌에 대한 자각으로 주의를 부드럽게 옮겨갑니다. 어쩌면 슬픔이나 좌절감, 안절부절못하는 느낌이 있을 수도 있습니다. 그것이 무엇이든 알아차립니다. 이 감정이나 느낌은 무엇인가? 스스로 이 느낌에 대해 온화한 마음으로 개방할 수 있는지 바라봅니다. 이 감정이 어떻게 느껴지는가? 몸속의 어디에 있을까? 이 감정에 동반되는 아주 특별한 감각들이 있을 수 있습니다. 저린 느낌이나 긴장감이 있을 수 있습니다. 가슴이 묵직하거나 심장박동이 증가되기도 합니다. 어딘가에 따뜻함이나 또는 압박감이 있을지 모릅니다. 또는 온몸에 스며든 단순하고 일상적인 감각들일 수도 있습니다. 당신이 알아차린 것을 단지 바라봅니다. 그곳에 있는 것을 인정하고 그냥 그대로 내버려 둡니다.

이제 마지막으로 잠깐 동안 당신의 온몸을 자각으로 껴안을 수 있는지 바라봅니다. 몸으로 들어오고 나가는 호흡, 몸 전체의 감각, 일어나는 어떠한 생각이라도 알아차립니다.

다음은 “여인숙” 이라는 Rumi의 시입니다.

여인숙

인간의 존재는 여인숙과도 같다.
매일 아침 새로운 손님을 맞네.
기쁨, 슬픔, 비열함,
그리고 잠깐의 알아차림이
기대 못한 손님처럼 찾아오네.

그들 모두를 환영하고 대접하라!
비록 그것이 거대한 비탄일지라도
그리하여 그대의 집을 휩쓸어 버리고

모든 가구들을 다 날려 버릴지라도

여전히, 모든 손님들을 존중하라.
그는 어쩌면 그대를 정화하여
새로운 기쁨을 주기도 하려니

어두운 생각, 수치심, 사악함도
그들을 문전에서 미소 지으면서 맞이하고
안으로 초대하라.

누가 찾아오든 감사하라.
왜냐하면
그들 모두는 저 너머에서
삶의 안내자로 보내졌기에.

Barks(1995)에서 발췌. 1995년도 저작권은 Coleman Barks가 가지고 있음. 허락을 받아 인용.

명상이 마무리되어 가면서 매우 온화하게 당신의 자각을 방안의 다른 사람들에게 확장시킵니다. 어쩌면 잠시 시간을 내어 이 수련에 대한 자신의 헌신과 노력에 대해, 자신과 이 방의 다른 모든 사람들에 감사할 수도 있습니다.

천천히 시간을 두고 이 자각의 느낌, 여유로움, 그리고 감사의 느낌과 함께 머물도록 합니다. 서서히 눈을 뜨고 자각을 계속 유지면서 초점을 방안 곳곳으로 확장시킵니다.

Segal, Williams, 그리고 Teasdale (2002) 에 기초함.

깨어있는 호흡 공간 (짝과 함께)
수련 5.2

우리는 지난주에 했던 것처럼 깨어있는 호흡 공간을 수련하려고 하는데 이번에는 약간 다르게 시도해봅니다. 도움이 되면 다시 한 번 SOBER의 머리글자를 되새기면서 이 수련을 기억해 봅시다.

S(stop) : 멈추라. 천천히 하라.
O(observe) : 지금 무엇이 일어나고 있는지 관찰하라.
B(breath) : 호흡에 당신의 주의를 집중하라.
E(expand) : 몸 전체의 감각으로 자각을 확장하라.
R(respond) : 무엇이 필요한지 스스로 묻고 충분한 자각과 함께 대응하라.

우선 우리는 짝을 지어서 수련합니다. 이제 당신을 실망시킨 일이나 정말 괴로웠던 것에 대해 파트너와 이야기를 시작하세요. 오늘 일어났던 일도 좋고 여기 말고 다른 곳에서 일어난 일도 좋습니다 (예를 들어 내 앞으로 누가 차를 끼어들기 했다거나 버스를 오랫동안 기다렸다든지). 살아오면서 가장 분개했던 일보다는 비교적 단순한 것을 고르는 것이 좋습니다. 다들 마음속에 떠오르는 것이 있지요? 서로 몇 분에 걸쳐 이야기하세요. 그리고 종소리를 들으면 당신이 어디에 있든지 말하던 중간이라도 모든 것을 멈추고 깨어있는 호흡 공간 수련을 시작합니다(1분이나 2분 정도 짝을 지어 이야기하게 하다가 종을 울린다).

좋아요, 당신이 어디 있든지 바로 여기, 이 순간, 단순히 멈추세요. 이제 관찰하세요. 바로 지금 일어나는 것들을 단순히 자각합니다. 몸에 어떤 감각이 있는가? 어떤 느낌과 감정이 있는가? 어떤 생각이 당신의 마음에서 지나가고 있는가? 판단하거나 변화시킬 필요 없이 단지 모든 경험을 주의 깊게 살펴봅니다.

이제 호흡에 집중해서 자각을 한곳으로 모아봅니다. 복부가 올라오고 내려가는 움직임과 숨이 들어오고 나가는 감각에 주의를 기울이면서 몇 번의 호흡의 움직임과 단순히 머무릅니다.

이제 몸 전체의 감각을 포함해서 모든 감각으로 당신의 자각을 확장시켜 봅니다. 어떠한 느낌이나 감정이라도 알아차립니다. 그리고 또한 어떠한 마음의 상태나 떠오르는 생각이라도 확인합니다.

마지막으로 더 확장된 자각을 통해 당신이 대응하는 방법에 대해 일련의 다양한 선택을 할 수 있다는 것을 알아차립니다. 간단히 수련 파트너와의 상호작용에 대해 숙고해보고 당신이 말하고 싶거나 달리 하고 싶은 어떤 것이 있는지 살펴봅니다. 파트너에게 어떤 것을 이야기하고 싶다면 시간을 내서 이야기 하도록 하고 그렇지 않으면 단지 그에 대한 감사를 표현하고 집단으로 다시 돌아옵니다. 그런 후 당신의 주의를 확장하여 방을 포함시키면서 부드럽게 눈을 뜹니다.

어려운 상황에서의 깨어있는 호흡 공간 활용 기록지

유인물 5.1

지시문 : 좌측 칸에 이번 주에 어려움이나 고위험 상황으로 느꼈던 어떠한 상황(사람, 장소, 관계, 감정, 사건)의 목록을 작성하시오. 다음 칸에 향후 깨어있는 호흡 공간을 실행할 신호가 되는 반응에 대해 알아차린 것, 특별히 감각, 생각 또는 감정을 쓰시오. 세 번째 칸에 깨어있는 호흡 공간을 실행했는지 여부를 적으시오. 그리고 마지막 칸에 이 상황에 대한 당신의 대응을 쓰시오.

고위험 상황 또는 유발요인 (사람, 장소, 감정, 사건들)	반사적 반응(깨어있는 공간을 실행하도록 하는 신호가 되는 감각, 생각, 느낌)	깨어있는 공간? (예/ 아니오)	어떻게 대응하였나?

두 번째 칸에 기록하였던 반사적 반응은 **멈추고** 호흡 공간을 실행할 신호임을 알아차리라. 이런 반사적 반응들을 인식하고 그것을 통해 자동적이고 반사적으로 반응하는 방식에서 벗어나 경험을 **관찰**하는 기회로 활용하는지 살펴보라.

심신자각적 동작 자세들
유인물 5.2

비스듬히 비틀기 (reclining twist)

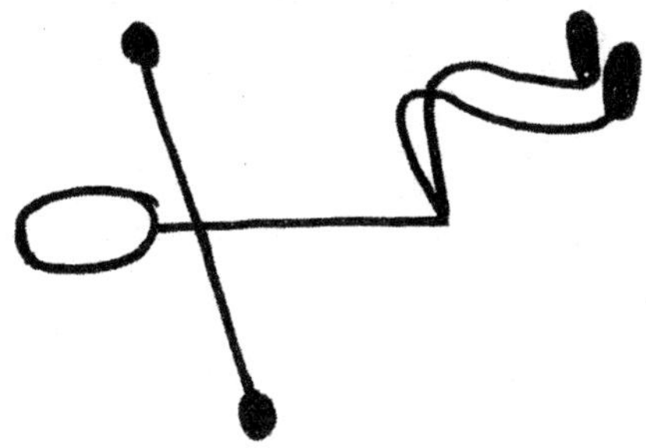

바닥에 등을 대고 무릎을 굽히며 발은 바닥에 댄다. 편안하게 양팔을 벌린다. 무릎을 왼쪽으로 부드럽게 떨어뜨리고 머리는 오른쪽으로 돌린다. 반복한다.

고양이－소 자세 (cat－cow pose)

손목은 어깨 바로 아래, 무릎은 엉덩이 아래로 바닥에 놓는다. 숨을 들이쉬면서, 부드럽게 등을 활처럼 휘게 한다. 꼬리뼈에서 시작하여 점차적으로 목으로 올라가며, 눈은 하늘을 향한다. 숨을 내쉬면서 등을 둥글게 만들면서 머리를 떨어뜨리고, 눈은 배꼽을 향한다. 호흡의 운동을 따르면서, 10~15번 당신 자신의 속도로 반복한다.

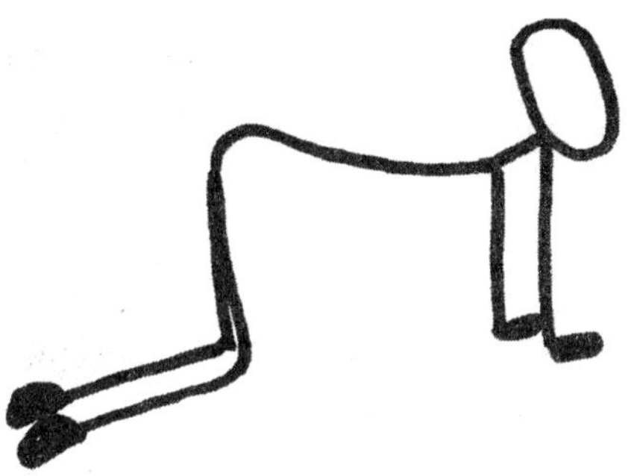

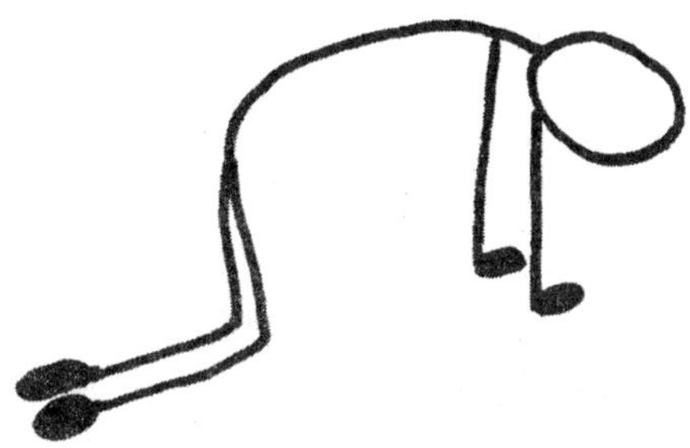

어린이 자세 (child's pose)

고양이－소 자세에 이어, 무릎을 바닥에 떨어뜨린다. 무릎을 벌리고 양 허벅지 사이로 배가 들어가게 한다. 팔을 앞으로 쭉 펴고 손바닥을 아래로 향하게 한다. 또는 팔을 양 허벅지 옆에 붙이고 바닥을 위로 향하게 한다. 호흡의 감각을 따르며, 몇 분간 이 자세로 쉰다.

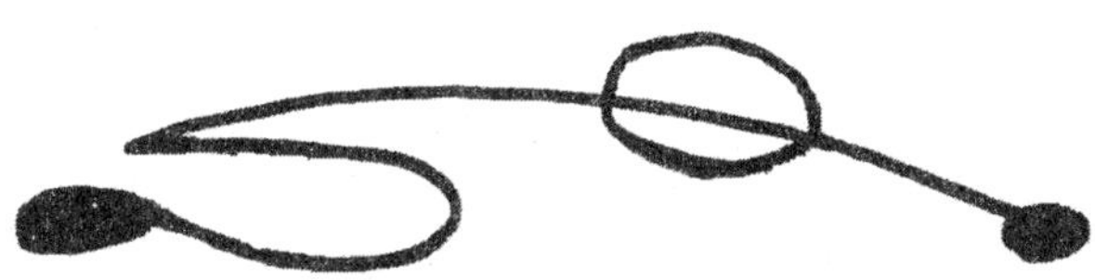

산 자세 (mountain pose)

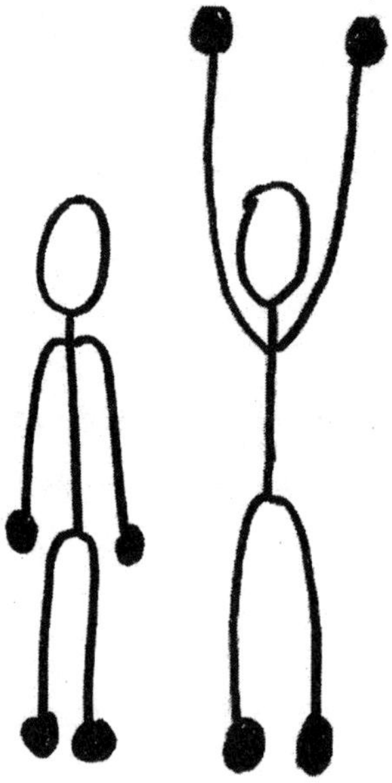

두 발을 둔부 넓이로 벌이고, 허리를 펴며, 무릎을 살짝 풀어주고, 어깨는 편하게 내려놓습니다. 그리고 꼬리뼈를 약간 안으로 넣는다. 숨을 들이쉬면서 팔을 하늘로 향해 뻗고, 숨을 내쉬면서 팔을 내린다.
숨을 들이쉬면서 팔을 위로 뻗으면서 손목을 잡고, 부드럽게 한 쪽으로 옆구리를 구부린다. 반대쪽으로도 시행한다.

앞으로 구부리기 (forward fold)

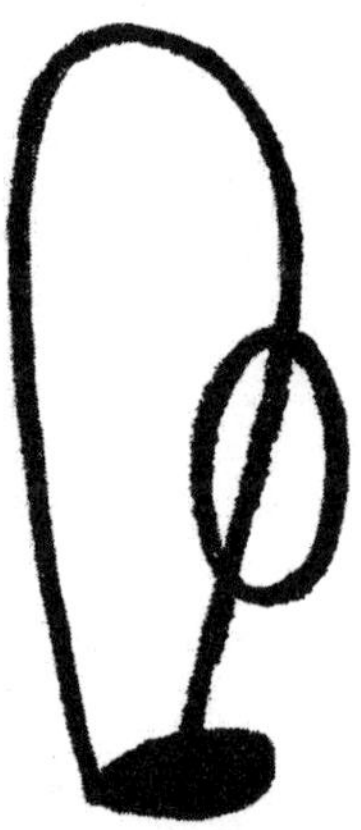

산 자세에서, 무릎을 최대한 펴고, 앞으로 구부려서 손을 바닥에 대거나 반대편 팔꿈치를 잡는다. 등으로 호흡을 불어넣으면서 헝겊 인형처럼 몸통을 아래로 늘어뜨린다. 필요하다면 무릎을 약간 구부려서 자세를 편하게 한다. 몇 분 후, 다시 서기 위하여 매우 천천히 한 번에 척추 하나씩 편다.

마지막 쉬는 자세 (final resting position)

등을 바닥에 대고 누워서, 양팔을 허리에서 약간 떨어져서 내려놓고, 손바닥은 하늘로 향하게 하고, 발은 밖을 향해 벌린다. 몸을 바닥에 묵직하게 맡기면서 숨을 자연스럽게 쉰다. 5–10분간 자세를 취한다. 현재에 머물며 몸과 마음의 경험을 알아차린다.

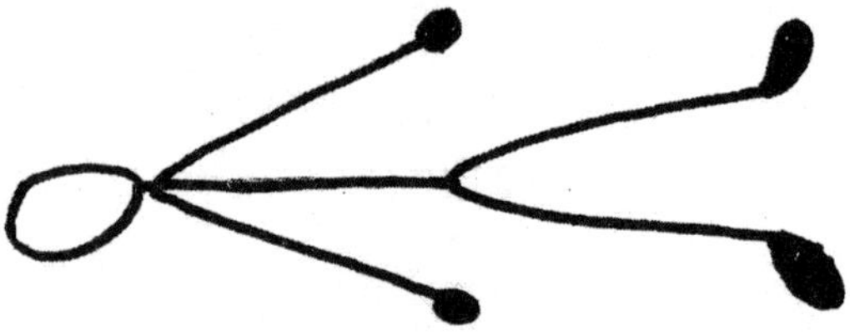

5회기 주제와 숙제
수용과 능숙한 행동
유인물 5.3

주제

특정한 상황에서 일어나는 것을 수용하는 것은 중요하지만 때로는 어렵다. 그러나 이것은 살아가면서 건강하고 긍정적인 행동을 하기 위한 첫 번째 단계이다. 예를 들면 우리에게 일어나는 일이나 감정, 현재의 직업, 가족 상황 또는 우리를 향한 사람들의 행동과 반응을 조절하지 못할 수 있다. 그러나 이런 일들과 싸우면 좌절, 분노, 또는 패배감을 느껴 약물사용의 유발요인으로 작용할 수 있다. 현재를 있는 그대로 받아들일 때, 우리가 수동적으로 되는 것은 아니다. 우리는 이미 일어난 일에 대해 투쟁하거나 저항하지 않는 것이다. 이것은 종종 변화를 위해 필요한 첫 단계이다. 자기수용에 대해서도 동일하게 말할 수 있다. 진정한 변화를 위해서는 자신을 있는 그대로 완전히 받아들이는 것이 필요하다.

4회기 숙제

1. 정좌명상, 보디 스캔, 또는 심신자각적 동작을 일주일에 6일간 수련한다. 수련한 내용을 일일 수련 기록지에 적는다.

2. 깨어있는 호흡 공간을 규칙적으로 수련한다. 어려운 감정, 감각, 충동이 있거나 반사적으로 반응하는 것을 알아차리는 어떠한 경우라도 수련한다. 수련한 내용을 일일 수련 기록지에 적는다.

3. 어려운 상황에서의 깨어있는 호흡 공간 활용 기록지를 작성한다.

일일 수련 기록지

유인물 5.4

지시문 : 매일, 당신의 명상 수련을 기록하고, 장애물, 관찰 사항들 또는 의견을 쓰시오.

날짜/요일	CD를 사용한 규칙적 수련 : 얼마나 오랫동안 했는가?	깨어있는 호흡 공간	관찰 사항/의견
	________분	몇 번을 했는가? 어떤 상황에서 했는가?	
	________분	몇 번을 했는가? 어떤 상황에서 했는가?	
	________분	몇 번을 했는가? 어떤 상황에서 했는가?	
	________분	몇 번을 했는가? 어떤 상황에서 했는가?	
	________분	몇 번을 했는가? 어떤 상황에서 했는가?	
	________분	몇 번을 했는가? 어떤 상황에서 했는가?	
	________분	몇 번을 했는가? 어떤 상황에서 했는가?	

6회기

생각을 생각으로 보기

생각은 생각일 뿐, 사물의 진실이 아니며
우리가 누구인지에 대한 정확한 표상도 아니다.
우리가 그것들을 볼 때, 그리고 알 때, 사라질 수 밖에 없다.
바로 그 순간, 우리는 생각으로부터 자유롭게 된다.
-JON KABAT-ZINN-

준비물

- 종
- 화이트보드/마커
- 시리즈 2 CD
- 유인물 6.1 : 재발 순환 경로 기록지
- 유인물 6.2 : 6회기 주제와 숙제 : 생각을 생각으로 보기
- 유인물 6.3 : 일일 수련 기록지

주제

지난 몇 주 동안 방황하는 마음에 대한 알아차림과 마음에서 생각이 일어날 때, "생각"이라고 이름 붙이는 많은 수련을 해왔다. 그리고 온화하게 주의의 초점을 호

흡과 몸으로 되돌리는 수련을 하였다. 이제 주의를 생각에 집중해서, 생각에 대해 단지 마음에 떠오르는 단어 또는 이미지로 경험하는 연습을 하고자 한다. 그때 우리는 그 생각을 믿을지, 믿지 않을지에 대해, 선택할 수 있게 된다. 그리하여 우리는 재발에 있어서 생각의 역할과 그 생각을 믿는 것이 어떤 역할을 하는지에 대해 토론할 것이다.

목표

◆ 생각과 동일시하는 정도를 감소시키고, 그것을 항상 믿거나 또는 조절하려고 노력할 필요가 없다는 것을 인식한다.
◆ 재발의 순환 경로와 이 순환 경로를 영속시키는 생각의 역할을 토론한다.

회기 개요

◆ 들어가기
◆ 정좌명상 : 생각들 (수련 6. 1)
◆ 숙제 검토
◆ 생각과 재발
◆ 재발의 순환 경로
◆ 깨어있는 호흡 공간(수련 6. 2)
◆ 과정의 종결을 위한 준비 그리고 숙제
◆ 마무리

숙제

◆ 자신이 선택한 수련을 7일 중 6일 이상하기
◆ 깨어있는 호흡 공간, 하루에 3회

들어가기

지난 회기에서처럼 현재 순간의 자신의 경험을 묘사하는 것에 대신하여, 촉진자는 참가자들이 치료과정에 참가한 목적과 그들이 배운 수련들을 어떻게 매일매일의 생활에 통합시킬 것인지에 대해 숙고해보는 시간을 가지는 것으로 시작한다.

정좌명상: 생각들

치료 과정의 현재 시점에 이르기까지 참가자들은 주의를 현재 순간에 집중하기 위한 닻으로 호흡에 집중하고, 점차적으로 자각을 확장하여 소리, 감각, 마음의 상태 (예: 초조, 안정, 졸림) 와 감정적 상태 (예: 분노, 슬픔) 를 알아차리는 수련을 해왔다. 비록 치료 과정의 전반을 통해 생각을 자각하게 하고 점차적으로 생각과 감정, 감각의 관계를 자각하도록 격려하지만, 이 초점은 이번 회기에서 보다 명확해진다(유인물 6. 1). 참가자들은 생각을 자각의 일차적인 대상으로 삼아, 생각의 내용에서 물러서서 생각 그 자체의 본성을 관찰하는 수련을 하게 된다.

이번 회기에서, 우리는 "생각"에 대해 현재 순간에 일어나는 또 다른 현상으로 인식하는 수련을 한다. 이 수련을 통해, 생각이란 "사실"의 신뢰할만한 반영이 아니라 단지 마음에서 일어나는 단어 또는 이미지로 깨닫기 시작할 것이다. 이러한 수련은 또한 생각을 적으로 대할 필요가 없을 뿐만 아니라, 생각에게 우리의 감정과 행동을 지배하는 힘을 부여하지 않을 수 있다는 인식을 촉진시킨다. 우리는 현재 순간에 머물러서 생각들이 소리 또는 감각처럼 일어났다가 사라져 가는 것을 관찰하는 것을 배울 수 있다.

생각을 관찰하고 이름 붙이기

이번 회기의 정좌명상에서는, 참가자들이 비유와 이미지를 도입하여 마음에서 생각들이 일어나고 사라져 가는 것을 자각하도록 돕는다. 예를 들어, 생각을 강물에 떠가는 나뭇잎으로, 또는 맑은 하늘에 흘러가는 구름으로 상상할 수 있다. 참가자들은 생각을 단지 지나가는 대상으로 인식하는 것을 증진하기 위해 생각에 이름을 붙이는(labelling) 실험을 해 보도록 격려한다(예: "기억", "환상", "분석", "계획"). 이 수련은 생각의 내용에 빠져들지 않고 한 발 물러설 수 있게 할 뿐 아니라 생각에도 여러 가지 형태가 있음을 이해하게 해준다.

정좌명상에 뒤이어 참가자들은 경험한 바를 나누면서, 생각을 관찰하기 위한 비유와 이름 붙이기에 대해 논평한다. 우리는 또한 생각에 대해 영화 스크린의 영상이나 단어, 또는 풍선이 떠가는 것 같은 다양한 다른 비유들을 제시하면서 참가자들에게 유용하고 적절한 것들을 창조적으로 만들어보라고 요청한다. 만약 그들의 마음이 매우 분주한 것을 알아차린다면, 라디오 방송을 듣거나 어깨로 분만해 나오면서 울음을 터뜨리는 신생아의 비유를 제시할 수 있는데, 반드시 라디오를 끄거나 신생아의 울음소리를 조용하게 만들지 않아도, 그것은 단순히 재잘거리는 목소리이며 우리는 그것과 어떻게 관계할지를 선택할 수 있다는 것을 이해하는 것은 많은 도움이 된다.

어떤 사람들에게는 이름 붙이기 수련이 생각에 대해 거리를 두고 바라보는 데에 유용할 수 있다. 그러나 그것의 유용함을 발견하지 못하거나 또는 이름 붙이기가 힘겨운 사람들은 굳이 그렇게 할 필요가 없다. 어떤 참가자들은 알맞은 이름을 찾는 것을 어려워하거나 이름 붙이기 그 자체에 집착하기도 한다. 이 수련의 목적은 정확하게 이름 붙이기에 있는 것이 아니라 일어나는 생각과 그것에 끌려가는 마음의 경향을 인식하는 것이다. "딱 맞는" 이름을 붙이는 것이 힘들면 단순하게 "생각하고 있다."고 이름을 붙이면 된다.

종종 참가자들은 어떤 생각이나 이야기에 사로잡혀있다는 것을 자각하자마자 (그것은 잘못이라는 – 역자 주)자기판단을 할 것이다. 이것은 판단에 대해서도 또 하나의 생각으로 인식할 수 있는 기회이다. 참가자들은 판단하지 않으려고 노력하는 대신 단순히 "판단"이라고 이름 붙이면서 알아차리도록 격려한다. 판단하지 않으려고 하는 노력이 종종 상황을 더 복잡하게 만들 수 있다.

만약 참가자들이 특별한 생각의 내용에 빠져 반복적으로 길을 잃는다면, 마음을 차분하게 안정시키기 위해 단순히 자신의 주의를 호흡으로 되돌리도록 격려한다. 반복되는 생각이나 주제는 충분히 인정하지 못하거나 자각되지 못하고 있는 느낌이나 감정을 반영할 수 있다. 같은 생각이 계속해서 반복되면 생각에 동반되어 있는 느낌이나 감정 상태에 주의를 가져와서 그것이 어떻게 몸과 마음에서 경험하는지 알아차리면 때때로 사로잡힌 생각에서 풀려 날 수 있다.

수련을 계속하다가 보면 때로는, 마음이 아주 고요해져서 생각의 시작과 끝이 명료하게 보이고 그리고 계속해서 변화하는 성질을 알아차릴 수 있게 되기도 하는데 이러한 깊은 인식에 도달하기 위해서는 시간과 수련이 필요하다. 마음은 우리가 더 이상 현재에 존재하지 않음을 알아차릴 때까지 몇 분간 심지어는 몇 시간 동안이나 이야기에 사로잡혀 있기도 한다. 그렇게 오랜 세월 마음을 방치해 두었다가 이제 와서 마음이 우리가 원하는 그대로 따라주기를 기대하는 것은 현명하지 않다. 이러한 방황들 사이에 나타나는 자각과 인식의 모든 순간들(이야기에 사로잡혀 있었음을 알아차리는 순간을 포함해서 - 역자 주)은 심신자각과 깨어남의 순간이다. 우리는 단순히 이러한 순간들을 더 많이 우리의 수련과 생활 속으로 가져오기 위한 작업을 하고 있는 것이다.

숙제 검토

이전 회기에서, 참가자들은 심신자각적 동작을 보디 스캔 또는 정좌명상에 부가하거나 이를 대체하는 수련으로 소개받았다. 이번 회기에서 동작 수련에 대해 보이는 여러 가지 반응을 숙제 검토 시간에 탐구해 보는 것은 소중한 기회이다. 몇몇 참가자들은 이 수련에 호의를 보이고 자신의 몸을 좀 더 온화하게 돌보는 기회를 가졌다고 보고한다. 이것은 신체적인 불편감, 경직 또는 통증이 있을 때 더욱 도움을 줄 수 있다. 다시 한 번 강조하지만, 이 수련의 목적은 고통스러운 자세를 몸에게 강요하는 것이 아니라 동작 속에서 몸을 자각하고 즐거움이나 불편함을 경험하는 신체에 대한 돌봄과 연민을 함양하는 것이다.

참가자들은 때때로 동작 수련이 정좌명상보다 편안하고 또한 즐겁다고 보고한다. 그러한 경우, 정좌 수련을 할 때 어떤 점이 어려웠고, 동작 수련의 어떤 점이 즐거웠는지를 탐구하는 것이 도움이 된다. 참가자들은 단순히 그들의 정신 상태에 주의를 기울이는 것보다 "무엇인가를 하는 것"이 더 편안하다고 느낄 수 있다. 이 경우, 전형적으로 참가자들은 열린 마음으로 각기 다른 수련을 경험하고, 마음을 좀 더 관찰할 수 있는 가치 있는 기회로 여기면서 불편함, 안절부절, 또는 자기판단을 경험하는 것조차 모두 심신자각 수련의 일부임을 반복해서 일러준다.

이전 회기에서 참가자들은 또한 깨어있는 호흡 공간 수련을 계속하면서 어떤 상황에서, 무엇을 관찰하였고, 어떻게 반응하였는지 주의를 기울이라는 요청을 받았다. 이런 경험에 대한 토론을 통해 이후에 호흡 공간 수련을 시행할 수 있는 특별한 신호를 발견할 수 있도록 도와줄 수 있다 (어깨와 턱이 긴장되고, 분노가 일어나는 것을 느끼고, 배우자에 "나는 더 이상 견딜 수 없다."는 생각을 하고 비난하며 판단하는 생각을 하는 것). 이것들을 소리 내어 읽으면서 검토함으로써 참가자들은 깨어있는 공간 수련을 시행하는 개인적인 신호를 기억할 수 있게 된다.

생각과 재발

앞의 토론은 자연스럽게 재발의 과정에서 생각의 역할에 대한 대화로 이어진다. 우리는 빈번히 참가자들에게 생각의 정의를 내리게 하고 생각이 "진실"인지 아닌지 질문한다. 이것은 전형적으로 생각이 현실을 반영하든 또는 반영하지 않든 순간에서 순간으로 마음에 떠오르는 단순한 아이디어, 기억, 그리고 단어들의 연결이라는 인식으로 이끌어간다. 어떤 생각은 쉽게 놓을 수 있지만 어떤 것은 보다 유혹적이고 끈질긴 성질을 가지고 있다.

참가자들은 종종 생각이 자동적으로 일어나는 것과 그것이 행동으로 연결되는 성질을 재빨리 인식한다. 그들은 전형적으로, 생각을 믿을 것인지, 따를 것인지, 행동으로 옮길 것인지는 선택에 달린 것임을 지적한다. 가끔 참가자들은 생각이 항상 믿을만한 현실의 반영이 아니라는 견해에 어려움을 겪는다. 우리는 생각이 마음에서 떠오르는 단순한 단어 그리고 이미지라고 비유하거나, 그에 대한 예시를 들어주는 것이 도움이 된다는 것을 발견했다. 예를 들어, 어떤 사람이 영화의 스토리에 사로잡혀 있다가 자신이 객석에서 영화를 보고 있음을 깨닫는 장면을 상상할 수 있다. 또는 심장이 피를 펌프질하고, 위장이 소화액을 분비하는 것처럼 마음은 계속해서 생각과 이야기를 만들어내는 것으로 상상할 수 있다. 그것은 단순히 몸에 있는 또 다른 기관이며 생각과 이야기를 생산하는 것이 그것의 기능이라는 것이다. 그러나 만들어낸 이야기는 현실에 근거할 수도 있고 하지 않을 수도 있다. 과거에 강하게 고착되어 "진실"이 아닌 것으로 판명된 생각에 대한 예를 보여 준 집단의 대화에서 알 수 있듯이 생각이 얼마나 신뢰할 수 없는 것일 수 있는지를 보여준다.

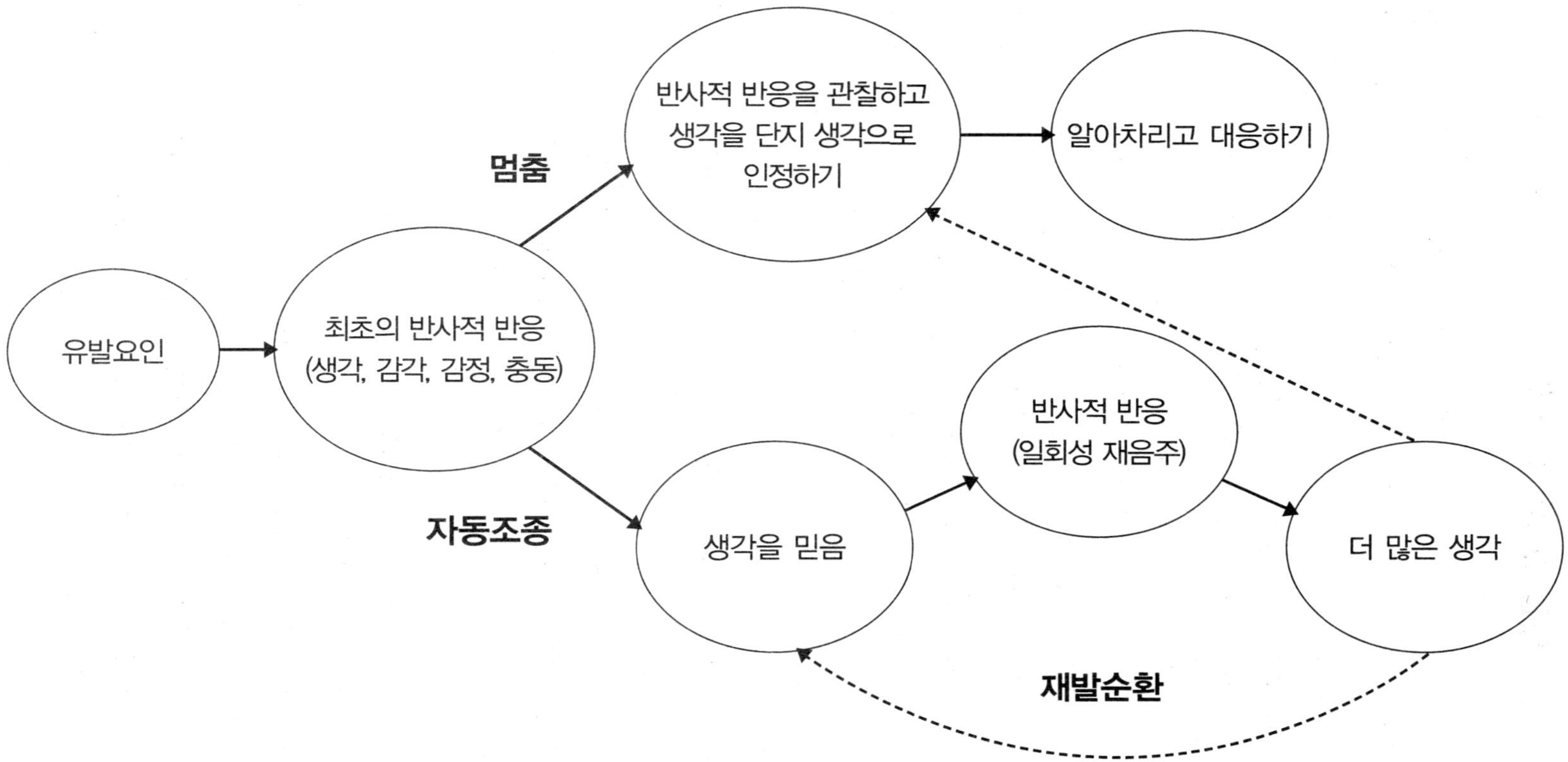

그림 6.1 재발 순환 경로. 화이트보드에 집단의 특별한 예를 들면서 선택에 따라 어떻게 경로가 달라지는지 그리면서 설명한다. 재발의 경로에서 생각의 역할을 강조하고 어떤 지점에서든 "자동적인" 진행에서 빠져나와 좀 더 의식적인 선택을 할 수 있다는 점을 강조한다.

재발의 순환 경로

생각과 재발과의 관계를 조명하기 위하여, 참가자들에게 중독물질의 사용이나 재발을 유발한 사건, 혹은 잠재적으로 유발할 수 있는 요인들을 제시하도록 한다. 전형적으로, 우리는 집단에서 한 예를 선택하여, 칠판에 재발 순환 경로의 기본적인 분석도를 그리면서 설명한다 (그림 6. 1). 참가자들은 유발 상황과 대면했을 때 마음에서 일어나는 어떠한 감정적인 반응이나 감각뿐만 아니라 최초의 생각을 발견함으로써 연쇄 고리를 끊도록 요청받는다. 그런 후 어느 지점에서 일회성 재음주 또는 완전한 재발에 이르게 되었는지 아니면 어느 지점에서 한 발 뒤로 물러나서 다른 방법으로 대응했는지 추적해본다 (유인물 6. 1). 토론의 형태는 참가자들의 고유한 병력과 전망에 따라 집단 간에 다양하게 나타날 수 있다. 우리는 이러한 다양성을 인정하면서 재발 순환 경로에서 각 지점마다 생각이 강력한 영향력을 발휘한다는 것과, 생각, 감정적 상태 그리고 몸의 반사적 반응을 서서히 늦추고 관찰하는 것을 통해 재발의 순환 경로에서 빠져나오고 보다 능숙한 반응을 선택할 수 있다는 점에 토론의 핵심을 두는 것이 가장 유익함을 발견하였다. 아래는 토론의 한 예이다.

촉진자 : 과거에 재발했던 상황이나 미래에 재발할 수 있는 잠재적인 위험요인의 예를 들어주시겠어요?

참가자1 : 음, 말씀드리자면 아내와 다투고 기분이 나빠지면 술을 마시고 싶어져요.

촉진자 : 네. 괜찮으시면, 이 예를 좀 더 말해 보지요. 처음에 유발하는 것은 부인과의 다툼이지요. 그때 무슨 생각이 일어났나요?

참가자1 : 음, 화가 나지요.

촉진자 : 그래서 감정적인 반응이 일어나고, 아마도 어떤 신체적인 반응도 있겠지요.

참가자1 : 네. 가슴이 뛰고 혈압이 오르지요.

촉진자 : 그와 같이 느낄 때, 무슨 생각이 일어날 수 있을까요?

참가자1 : 보통, 그때 저는 "집어치워."라는 식으로 술을 마시는 것 같아요.

촉진자 : 그것을 나누어 보죠. 마음에서 일어나는 특별한 생각은 무엇인가요?

참가자1 : "집어치워. 나도 정말 힘들게 하고 있는데, 제대로 되는게 없네."

촉진자 : 그 다음에는 어떻게 되지요?

참가자1 : 집에서 나와 술집을 향해 가지요.

촉진자 : 그때부터는 거의 자동적이군요.

참가자1 : 네. 멈춰서 바라보지 않아요. 완전히 자동적이어요.

촉진자 : 그런데, 또 다른 시나리오는 당신이 멈추는 것이지요. 잠시 상상을 해보죠. 부인과 똑같이 싸우고, 같은 감정과 생각으로, "집어치워. 제대로 되는게 없네." 이 지점까지는 그 무엇도 실제로 조절되는 것은 없는 것 같지요. 적나라한 감정과 신체 감각, 심지어 "집어치워."라는 생각마저도. 우리가 자극을 받으면 이런 반사적인 반응들은 자주 일어나요. 그것이 우리의 몸과 마음이 하는 것인데, 우리는 그것을 바꿀 수도 있고 바꾸지 못할 수도 있어요. 그러나 바로 거기서 우리는 어디로 갈지를 선택할 수는 있어요. 말하자면 그 순간에 당신이 그러한 반사적인 반응이나, 생각을 알아차리고, 그것을 인식하고는 잠시 멈추어서, 습관적인 방식으로 반응하지 않고, 무슨 일이 일어나는지 관찰하는 것이지요. 그러면 무슨 일이 일어날 수 있을까요?

참가자1 : 그것은 이 과정을 차단할 수 있는 강력한 방법이라는 생각이 들어요.

촉진자 : 당신이 멈추어서 경험하고 있는 것을 알아차린다면 무슨 일이 일어날 수 있을까요?

참가자1 : 나의 반응은 필연적인 것은 아니다, 그것은 불합리하다고 인식할 수도 있겠어요. 그리고 행동의 결과를 생각할 것이고.

촉진자 : 네. 무엇보다도 첫 번째로 무엇이 진행되고 있는지를 자각하게 되지요. 화가 나서 술을 마시고 싶다는 생각을요. 당신은 "불합리하다."고 말했어요. 당신의 마음과 몸이 어떻게 반사적으로 반응하는지 멈춰서 알아차린다면, 그 같은 생각을 믿지 않았을 것이어요. "집어치워. 되는 게 없네."라는 것이 단지 생각일 뿐이라고 인식하고, 이대로 행동할 필요가 없다고 알아차리지요.

참가자1 : 만약 그 순간에 멈출 수 있다면, 생각은 사실이 아니라고 인식하고, 그대로 할 필요가 없다는 것을 알거에요.

촉진자 : 멈춤을 통해서, 당신은 한 발 물러나서 해왔던 방식대로 할 필요가 없다는 것을 인식하고, 마음과 몸이 말하는 데로 진행하지 않을 수 있게 되지요. 일단 멈추고 나면, 다음으로 무엇을 하게 될까요?

참가자1: 음, 행동의 결과를 생각하고, 부주의하게 그때의 생각과 감정대로 행동하지 않을 것이어요. 집에서 나와 술집에 가려고 자동차를 타지 않을 것이고요. 아마도 2층에 올라가 잠시 혼자 있거나, 부인에게 진정으로 더 이상 싸우고 싶지 않다고 말하겠지요.

촉진자: 처음과는 정말 다른 반응이네요.

참가자1: 이 시나리오에는 양쪽의 방향이 있어요. 하나는 술을 마시러 가는 것이고, 다른 하나는 그 같이 미끄러지는 것을 멈추는 것이지요.

촉진자: 좋아요, 그럼. 두 번째 방향을 따라 길을 가보지요. "집어치워. 되는 게 없네." 라고 생각하고 술을 사려고 술집으로 자동차를 몰지요. 그다음은?

재발 순환 과정의 마지막 단계에서, 참가자들은 재음주와 완전한 재발을 구별하는 데에 매우 다양한 반응을 보인다. 다음의 토론은 재음주를 유발하는 사건이 일어나더라도 여전히 할 수 있는 선택이 있다는 것을 보여준다. 이 토론에 대한 반응은 개인의 병력과 경험에 따라 매우 다양하다. 어떤 참가자들은 떠오르는 생각대로 믿어버리거나 유발요인에 반사적으로 반응하는 행동을 하는 최초의 선택을 한 후에는 더 이상 선택의 여지가 없다고 강하게 느낄 수 있다. 너무 늦었다고 생각하는 것이다. 그러나 다른 참가자들은 첫 잔을 마시는 순간에 그 길을 계속 따라갈지 또는 멈추고 돌아설 것인지에 대한 선택의 기로에 선다고 여길 수 있다. 이런 논의에 대해 우리는 모든 반응들과 경험들이 일어날 수 있지만, 최초의 중독물질 사용 후에 일어나는 자동적인 생각(예: "나는 마셨다. 이제 끝났다.")은 단지 생각일 뿐이라고 시사함으로써 참가자들이 언뜻 보기에는 자동적으로 진행되는 이 과정을 한 걸음씩 극복하도록 도와준다,

최초의 재음주 후에 빈번하게 일어나는 강력한 자기비판은 "단주 위반 효과(abstinence violation effect, 일정 기간 단주 후 재음주를 할 때 경험하는 죄책감과 조절감의 상실, Marlatt & Gordon, 1985 – 역자 주)라고 일컫는데, 이는 완전한 재발로 이끄는 강력한 요인이다. 이 토론은 재음주로 인해 발생할 수 있는 손상을 최소화할 수 있는 가능성을 강조하면서 이를 대비하기 위한 것이다. 이 토론 또한 어려움에 직면했을 때 정직하고 개방적으로 대처할 것을 주문하는 심신자각과 수용적인 자세를 반영해 주고 있다. 아래는 이전 대화의 연속이다.

참가자1: 그건 재발이지요. 그때 나는 당황해서 아무것도 생각할 수 없어요. 나에게는 한 가지 임무가 있는데 너무 늦었어요.

참가자2: 네. 나 또한 마찬가지예요. 나의 마음이 유발요인이 일으키는 생각들을 따라 간다면, 이미 고통에 빠지게 되지요. 그 지점에서 내 생각에서 벗어나지 못하면, 난 끝난 놈이 되지요. 행려로 돌아다니거나 감옥에 가게 되고 모든 게 끝이지요.

촉진자 : 두 분 모두에게 정말 중요한 핵심에 도달했습니다. 중독물질에 빠지는 것으로 결말이 나기 전에 자신이 어디로 향하고 있는지를 자각하는 모든 노력을 하는 것이 중요해요. 만약 좀 더 가 보면 무슨일이 일어날까요? 그렇게 해도 좋을까요? 과거에 중독물질을 사용하는 지점에 도달해서는 그렇게 급속도로 빠져들었을 때, 지금 생각해보면 당신을 조금이라도 일찍 돌아서게 도와줄 수 있었던 어떤 것이라도 없었나요? 그래서 당신이 행여나 감옥에 가는 것으로 그렇게 무참하게 추락하는 것을 막아줄 수 있었던?

촉진자와 참가자는 이 참가자의 친숙한 시나리오에 나타나는 생각과 행동들을 검토하면서, 무슨 생각이 일어났는지, 일어났던 생각들이, "신뢰할 수 있는 것인지" 또는 "사실인지" 그리고 이 생각들을 믿었을 때의 결과를 인식하기 위해 각 단계마다 멈춘다. 촉진자는 또한 참가자들이 자신의 마음이 "너무 늦었어."라고 말하고 있을 때조차도 깨어있는 호흡 공간을 실행하여 그 순환 경로에서 빠져나올 수 있도록 하는 모든 계기들을 미래에는 알아차릴 수 있도록 강조한다.

촉진자 : 사람마다 다르게 진행해요. 중요한 것은 마음이 어떻게 작용하는지를 알고, 과거에 당신이 곤경에 처한 지점을 알아서 그것을 다시 만나게 될 때 뭔가 다르게 하는 것이지요. 우리는 여기서 당신의 선택을 통해서 과정을 바꿀 수 있는 여러 지점들이 있다는 것을 강조하고 싶어요. 예를 들면, 여기 이 지점에서(당신이 처음 음주를 했던 지점), 당신의 마음에서는 무엇이 진행되고 있었어요?

참가자3: 나는 이미 엉망이 되었어요.

촉진자 : 맞아요. "나는 이미 엉망이다. 왜 지금 멈추는가? 끝장 보는 게 나아."

참가자3: 정확해요.

촉진자 : 당신이 이 지점에서 이미 곤경에 처하기는 했지만, 모든 것이 끝난 것인가요? "나는 이미 엉망이다."는 매우 강력하고 마음을 사로잡는 생각이지만, 그것은 여전히 생각일 뿐이지요. 상황이 어렵고 심각하다는 것을 축소시키는 것은 아니지만, 이렇게 매우 위험한 곳에 있다고 해서, "끝장난"것일까요?

참가자3: 아니요.

촉진자 : 이미 모든 것이 끝난 것처럼 느낄 수 있지만, 실제로 당신은 그 지점에서조차 선택을 할 수가 있어요. 우리가 이 문제를 다룰 때마다, 사람들은 다른 반응들을 보여요. 나름 이유가 있지요. 그것은 무섭고 위험한 곳이지요. 이러한 상황에서 우리의 마음이 어떻게 움직이는지에 대해 더 깊은 이해에 도달해서, 우리가 수렁에 빠진 여러 지점들과, 또한 멈추고 다르게 행동할 수 있는 여러 지점들을 보려고 해요. 빠를수록 좋아요. 하지만 우리가 이것을 철저히 하면 상황을 변화시키고, 손상을 줄일 수 있는 방법들이 많아요. 재음주하지 않도록 최선을 다하지 말라는 말은 아니어요. 이것은 소방훈련을 연습하는 것과 같아요. 불을 질러도 좋다는 뜻은 결코 아니어요! 불나는 것을 원하지 않기 때문에 시작부터 화재를 예방하기 위해 모든 노력을 다해야지요. 하지만 만일의 경우 불이 나면 안전하게 탈출하고 손상을 최소화하기 위해 준비를 해야 해요.

깨어있는 호흡 공간

참가자들이 빈번하게 이러한 대화에서 강한 반응을 보이는 것을 고려하면, 현재 순간의 반사적인 반응들, 생각들, 그리고 감정들을 관찰할 기회를 주는 깨어있는 호흡 공간(수련 6.2)으로 종결하는 것이 좋다. 이 회기에서 깨어있는 호흡 공간은 떠오르는 생각들에 초점을 맞추는 것을 강조한다.

치료과정을 마치기 위한 준비와 숙제

프로그램의 이 단계에서, 참가자들은 수련하는 방식을 자신에게 개별적으로 맞추어서 일상생활의 일부로 만들 수 있도록 한다. 이러한 취지에서, 지나간 회기 (유인물 6. 2) 에서 제공했던 방법들 중에서 수련을 선택하도록 격려한다. 10분, 20분, 및 30분 동안 할 수 있는 보다 짧은 시간의 음성 녹음 자료를 제공하거나 언어적 지시 대신 현재 순간으로 돌아와서 알아차리도록 상기시키는 종소리를 사용할 수도 있다. 참가자들은 여러 가지 수련들을 조합하는 실험을 해도 좋은데, 매일 하루에 총 40분간 지속하는 수련을 통해 치료과정에서 배운 수련 기술들을 유지하고 증진시키도록 한다. 또한 치료 과정을 마친 후 수련을 계속하기 위해, 지난 몇 주 동안 자신들이 배운 것에 대해 그리고 어떤 수련을 계속해서 하고자 하는지 숙고해보도록 요청한다. 무엇보다 깨어있는 호흡 공간을 생활의 일부로, 특히 압도되거나 반사적인 반응이 일어나는 상황에서 지속적으로 수련하도록 제안한다. 일일 수련 기록지 (유인물 6. 3) 에 명상 수련을 기록한다.

마무리

촉진자는 침묵으로 또는 간결하게 마무리하며 마칠 수 있다.

정좌명상 : 생각들
수련 6.1

의자에 앉으십시오. 눈을 감거나 또는 반만 감으세요. 척추는 세우고 몸은 이완시켜서 차분히, 위엄 있게 그리고 현재에 깨어있도록 앉습니다. 잠시 동안, 지금 이 순간 이 방에 있는 자신을 알아차립니다. 여기 의자에 앉아 있는 자신의 몸을 알아차립니다.

이제 호흡에 집중합니다. 몸으로 들어오고 나가는 들숨, 날숨, 호흡의 흐름에 집중을 합니다. 어떤 특별한 상태나 경험을 기대하지 않고, 단지 몇 분 동안 호흡의 감각에 계속해서 머뭅니다.

이제 호흡이 자각에서 사라지도록 놓아두고 당신의 마음에 어떤 생각이 떠오르는지 자각합니다. 바로 그다음 생각을 알아차릴 수 있는지 보고, 자연스럽게 흘러가도록 놓아버립니다. 그것에 사로잡히거나 따라가지 마십시오.

시냇가에 앉았다고 상상할 수 있습니다. 당신의 마음에 이 시냇가를 그려봅니다. 생각이 일어나면, 당신은 시냇가에 앉아, 생각이 시냇물 위에 떠가는 나뭇잎처럼 떠내려가는 것을 바라봅니다. 생각이 일어날 때마다 알아차리고, 온화하게 흘려보냅니다. 생각은 단어이거나 이미지 또는 문장일 수도 있습니다. 어떤 생각은 크고 무겁기도 하고, 어떤 생각은 작고, 빠르고, 가볍기도 합니다. 생각의 형태가 어떠하든, 다음 생각이 일어나면, 또한 떠내려 보냅니다. 단지 여기에 최선을 다합니다. 어떻게 보여야 할까, 또는 이것이 맞는 것일까, 하고 걱정이 된다면 그것 역시 단지 흐르는 물 위의 생각들이라고 알아차리면 됩니다. 생각이 빨리 오면 급류처럼 밀어닥치는 것으로 그려봅니다. 생각이 가라앉으면, 물결이 서서히 느려져 좀 더 부드럽게 흘러가는 것으로 그려봅니다.

만약 당신이 생각 속에 빠지거나 주의가 방황했던 것을 알게 되면, 다시 알아차리게 된 것을 축하해주며, 가능하면, 무슨 생각이 당신을 끌어당겼는지 알아차리고, 단순히 다시 시작하여 생각을 관찰하는 것으로 자각을 되돌립니다.

생각을 따라가는 자신을 발견하게 되면, 이것은 종종 일어나는 현상으로, 현재 이 순간에서 멀어져가는 것을 알아차리자마자, 단순히 빠져나와 당신의 주의를 시냇가에 앉아서 관찰하는 이곳으로 되돌립니다.

여기서 당신이 시도해볼 수 있는 것은 일어나는 생각에 이름을 붙이는 것입니다. 어쩌면 그것은 당신 자신이나 당신의 경험, 또는 당신이 어떻게 하고 있는지에 대한 판단일 수 있습니다. 그렇다면 그런 생각들에 "판단"이라고 이름을 붙여 흘려보내십시오. 아마도 기억이 떠오를 수 있습니다. 그렇다면 그것을 "기억"이라고 이름을 붙이십시오. 또한 오늘의 회기를 마치고 무엇을 할지 또는 누군가에게 무엇을 말해야 하는지 계획들이 떠오를 수 있습니다. 가끔 환상들도 나타날 수 있습니다. 우리는 일어날 수 있는 일이나 일어나게 하고 싶은 시나리오를 상상합니다. 단지 이러한 생각들을 판단, 기억, 계획, 환상, 또는 당신에게 효과가 있는 어떤 이름이라도 붙이면서 인식하고, 이 생각들을 그저 흘려보내면 됩니다. 이것을 지금 시도해 보세요. 이름이 떠오르지 않는다면 그것 또한 괜찮습니다. 단지 "생각"이라는 이름을 붙이거나 이름이 떠오르지 않는다고 알아차리고 계속 관찰하면 됩니다.

만약 어떤 한 가지 생각에 빠져있는 당신을 발견하면, 어떤 생각에 빠졌다는 것을 알아차리고, 온화하게 관찰하는 연습으로 다시 돌아옵니다.

이제, 매우 온화하게, 준비가 되었을 때, 자각의 초점을 이곳의 방, 의자에 앉아있는 당신의 몸, 이 방에 함께 있는 다른 사람들에게 가져옵니다. 서서히 눈을 뜹니다. 가능한 최선을 다해 계속 자각을 유지하면서 방 안에 있는 주변의 사람들을 바라봅니다.

깨어있는 호흡 공간
수련 6.2

지금 여기서 잠시 멈추는 시간을 가져봅니다. 단지 관찰하는 것으로 시작해서, 지금 여기서 무엇이 진행되고 있는지, 감각, 감정 그리고 생각들을 진정으로 자각합니다.

이번에는 특별히, 지금 무슨 생각이 떠오르는지에 집중합니다. 당신은 자신에게 무엇을 말하고 있나요? 지금 마음의 상태는 어떻습니까? 침착한가요? 안절부절못하나요? 생각들이 질주하나요?

이제 호흡에 자각을 가져옵니다. 배의 움직임이 매 순간마다, 매 호흡마다, 오르고 내리는 것을 알아차립니다.

이제 알아차리는 대상을 몸 전체로 확대합니다. 마치 몸 전체가 숨 쉬듯이, 호흡을 따라갑니다. 현재 떠오르는 생각을 다시 한 번 알아차리면서 당신의 몸 전체를 보다 온화하고 여유로운 자각으로 감싸 안습니다. 마음의 상태를 알아차립니다.

Segal, Williams, 그리고 Teasdale (2002) 에서 발췌. 2002년도 저작권은 Guilford Press가 가지고 있음. 허락을 받아 인용.

재발 순환 경로 기록지

유인물 6.1

재발을 일으켰던 과거의 상황이나 위험한 상황을 생각해보라. 유발요인과 최초의 반사적 반응을 쓰고, 아래의 원 안에 진행되는 사건을 적는다. 대응할 수 있는 다른 방법은 무엇인가?

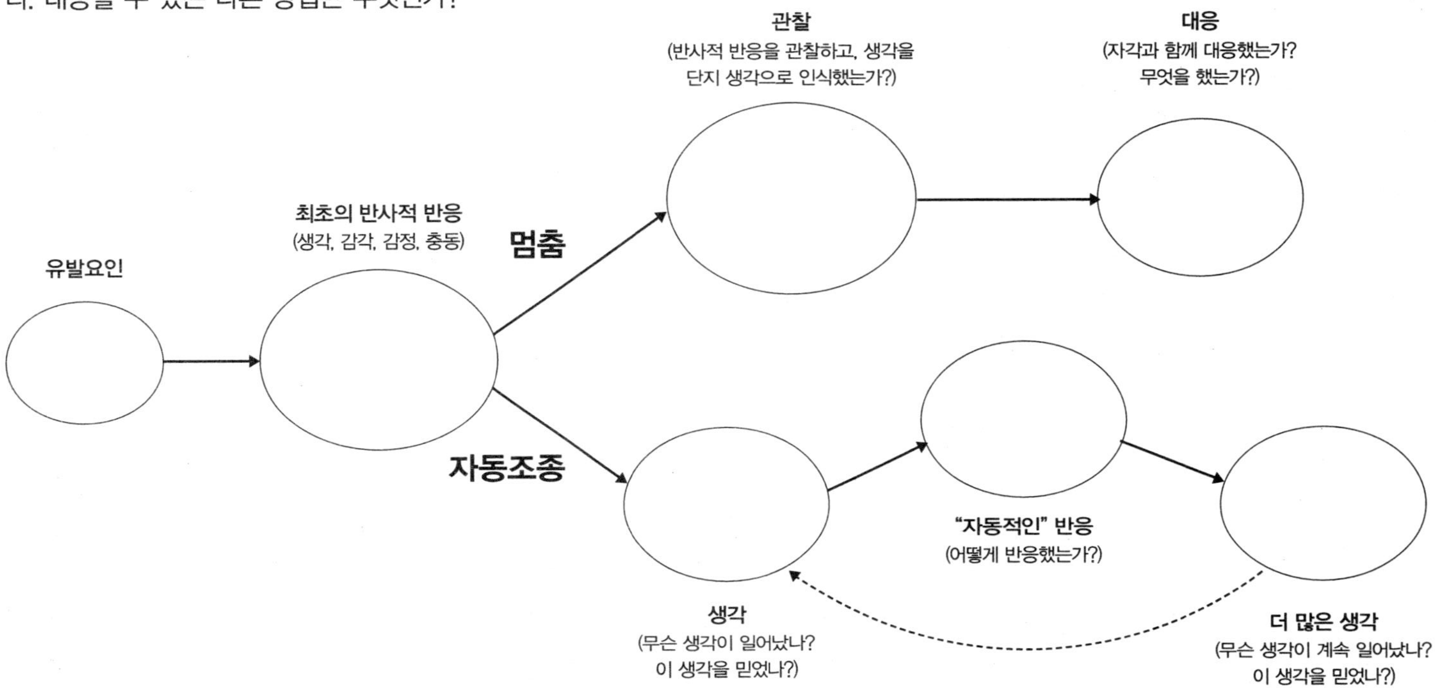

6회기 주제와 숙제
생각을 생각으로 보기
유인물 6.2

주제

우리는 마음이 방황하는 것을 알아차리는 많은 수련을 해왔다. 우리는 주의의 초점을 호흡 또는 신체의 감각으로 온화하게 되돌리는 수련을 했다. 이제 의도적으로 생각에 초점을 맞추어서 우리가 그 생각을 믿든지 믿지 않든지 생각들을 단지 단어 또는 이미지로 경험하기 시작한다. 이 회기에서는, 재발 과정에서 나타나는 생각들의 역할에 대해 토론하는데, 좀 더 특별하게는 그 생각들을 믿었을 때 무슨 일이 일어나는지에 대해 토론한다.

6회기 숙제

1. 지금까지 배워왔던 수련 방법들 중에서 당신 자신의 수련을 선택한다. 당신의 수련을 일일 수련 기록지에 기록한다.

2. 깨어있는 호흡 공간을 규칙적으로 수련하고 어려운 감정이나, 감각, 충동 그리고 반사적인 반응이 나타나는 것을 알아차릴 때마다 수련을 한다. 수련한 내용을 일일 수련 기록지에 기록한다.

3. 재발 순환 경로 기록지를 완성한다.

일일 수련 기록지

유인물 6.3

지시문: 매일, 당신의 명상 수련을 기록하고, 장애물, 관찰 사항들 또는 의견을 쓰시오.

날짜/요일	CD를 사용한 정규 수련: 얼마나 오랫동안 했는가?	깨어있는 호흡 공간	관찰 사항/의견
	________분	몇 번을 했는가? 어떤 상황에서 했는가?	
	________분	몇 번을 했는가? 어떤 상황에서 했는가?	
	________분	몇 번을 했는가? 어떤 상황에서 했는가?	
	________분	몇 번을 했는가? 어떤 상황에서 했는가?	
	________분	몇 번을 했는가? 어떤 상황에서 했는가?	
	________분	몇 번을 했는가? 어떤 상황에서 했는가?	
	________분	몇 번을 했는가? 어떤 상황에서 했는가?	

7회기

자기 돌보기와 생활방식의 균형

연민은 마치 자기 자신을 끌어안을 때만 완성되는 원과 같다.
그렇지 않으면 현명한 연민이 아니며,
우리의 상호연결성을 인식하지 못한다.
-JACK KORNFIELD-

준비물

- ◆ 종
- ◆ 화이트보드/마커
- ◆ 유인물 7. 1 : 일일 활동 기록지
- ◆ 유인물 7. 2 : 기억 카드
- ◆ 유인물 7. 3 : 7회기 주제와 숙제 : 자기 돌보기와 생활 방식의 균형
- ◆ 유인물 7. 4 : 일일 수련 기록지

주제

우리는 재발의 위험으로 몰아넣는 특정한 상황, 사고, 그리고 감정에 주의를 기울이는데 몇 주를 보냈다. 이번 회기에서는 삶의 보다 큰 그림을 살펴볼 것이다. 그리

고 더 건강하고 보다 생동감이 있는 삶을 지원하는 측면들과 더 위험하게 만드는 측면들을 밝힐 것이다. 스스로를 돌보고 풍요롭게 하는 활동에 참여하는 것은 회복의 필수적인 한 부분이다.

목표

- 재발의 취약성을 감소시키기 위해 생활방식의 균형과 자기 자신을 돌보는 것의 중요성을 토론한다.
- 균형을 유지하기 위한 수단으로서 규칙적인 심신자각 수련 방법을 토론한다.
- 기억카드를 사용하여 미래의 고위험 상황에 대비한다.

회기 개요

- 들어가기
- 정좌명상 : 자애(수련 7.1)
- 수련 검토
- 일일 활동 기록지
- 재발은 어디에서 시작되는가?
- 깨어있는 호흡 공간
- 기억카드(Reminder Cards)
- 숙제
- 마무리

들어가기

이 마지막 회기에서는 참가자들이 치료과정에서 발견한 가장 가치 있는 것들이 무엇인지, 그리고 그들이 일상생활에서 계속 수련하고자 하는 것은 무엇인지에 대해 숙고하면서 회기를 시작하는 것이 유용하다. 이번 회기의 시작은 참가자들이 이러한 의도 (intention) 를 상기하고 다시 전념하도록 해준다.

정좌명상 : 자애

이번 회기에서는 자애 (lovingkindness) 에 초점을 둔 정좌명상을 소개한다(수련 7. 1). 자애 수련은 몇 가지 방법이 있는데, 일반적으로 가장 사랑하는 친구나 은인부터 시작하여 자신이나 타인에게 행복기원을 보내는 것이다. 전통적으로 자애 수련은 "내가 안전하기를. 내가 평화롭기를. 내가 편안하기를."과 같은 일련의 행복기원문에 주의를 가져온다 (bring). 사람들은 이런 행복기원문을 자신에게 필요한 것으로 수정할 수 있고, 시각화 방법을 사용할 수도 있다. 우리는 촉진자들이 집단에서 이 수련이 편안하고 적절하게 느껴지는지 숙고해보도록 하고 자신에게 가장 진실하고 적절한 것을 독창적으로 선택하도록 권한다. 자애 수련은 종종 저항, 반감 또는 다른 어려운 감정들을 불러일으킨다. 참가자들은 자신이나 타인을 향한 친절을 느끼는데 실패했다고 넌지시 말하며 "효과가 없다." 라고 언급할 수 있다. 그러나 지금까지의 모든 수련이 그랬던 것처럼 이러한 반응과 어려움을 관찰하고 판단하지 않는 태도는 행복, 솔직, 편안함의 감정만큼이나 수련의 일부분이다. 우리는 이 점을 강조하고 참가자들에게 "올바른" 경험이란 없다는 것을 상기시키는 것이 유용하다는 것을 발견했다. 자애 수련은 특정한 느낌이나 마음 상태가 되도록 하는 것이 아니라 우리가 수련할 때 일어나는 것이 무엇이든 간에 관찰하는 것이다.

수련 검토

지난 한 주 동안 참가자들은 자신만의 방식으로 수련하였다. 숙제 검토의 일부로 우리는 그들이 "자신의" 수련을 구성하는 과정에서 알게 된 것이 무엇인지를 함께 나누도록 권유했다. 그들이 지속할 수 있다고 느끼는 규칙적인 수련과 또 계속되는 장애물이나 어려움에 대해 무엇이라도 상관없이 이야기하도록 했다. 참가자들은 또한 계속해서 수련하고 있는 깨어있는 호흡 공간에 대한 경험을 함께 나누어도 좋다. 마지막으로 재발 순환 경로 기록지 (유인물 6. 1) 를 완성하였고, 적절한 예를 기록하도록 하였다. 몇몇 예들을 공유하는 것은 가능한 한 빨리 재발 경로에서 "벗어나는 것"의 중요성을 강조하고, 재발 위험과 생활방식의 균형에 대한 관심을 보다 광범위하게 넓힐 수 있는 7회기를 준비하는 데 도움을 준다.

일일 활동 기록지

Segal 등 (2002) 의 MBCT와 Daley와 Marlatt (2006) 의 재발예방 실시 요강에서 연습 부분을 각색한 일일 활동 기록지 (유인물 7.1) 는 전형적인 일상 활동을 자각하고 이런 활동이 전반적인 기분과 생활 균형, 그리고 건강에 어떤 영향을 미치는지를 고찰하기 위한 도구이다. 우리는 이것을 "풍요롭게 하는" (nourishing), 및 "고갈시키는" (depleting) 효과라는 관점에서 토론할 것이다. 이 일일 활동 연습은 우리가 이러한 활동에 참여하는 태도를 고찰함으로써, "중립적"인 활동을 하면서 마음이 고갈되는 경우와, 중립적인 또는 고갈시키는 활동을 보다 풍부하게 만드는 방법이 있는지에 대해 토론한다. 이것은 참가자들이 각 경험들의 실제의 특성과 활동에 대한 자신들의 태도로 인해 더 고갈되는 부분을 구별할 수 있는 기회이다.

이 연습의 1부에서는 일일 활동 기록지를 사용하여 자신의 삶을 고갈시키는 (낙담시키는, 심신을 지치게 하는, 좌절시키는, 힘 빠지게 하는), 그리고 풍요롭게 (기운을 북돋우는, 즐거운, 활기차게 하는, 만족시키는) 만든다고 느끼게 하는 활동, 사람, 상황의 목록을 수집한다. 그리고 활동을 하는 동안이나 활동 이후에 어떻게 느꼈는지를 기록하게 한다. 연습의 2부에서는 기록지 뒷면에 전형적인 하루의 활동 목록을 기록한다. 그리고 이 목록을 검토하고 각 활동이 풍요롭게 하는지 ("N : nourshing") 고갈시키는지 ("D: depleting")로 구별하게 한다. 그런 후 "Ns"과 "Ds"를 계산한다.

참가자들은 종종 자신의 일상을 풍요롭게 하는 활동이나 고갈시키는 활동이 예상했던 것보다 더 많다는 점에 놀란다. 그들은 종종 어떻게 같은 활동이 자신의 마음 상태,

삶의 다른 요인, 또는 접근하는 방식에 따라 풍요롭게 하거나 고갈시킬 수 있게 되는지를 이야기한다. 이러한 연습은 고갈시키거나 풍요롭게 하는 활동들 사이에서 어떻게 균형을 잡고 자신의 하루하루를 보내야 할지에 대해서 뿐만 아니라 좀 더 풍요롭게 하는 활동을 하거나 덜 고갈시키는 방법으로 활동하는 것의 중요성에 대한 토론을 이끌어낸다.

비록 우리를 건강하게 하는 더 많은 일상 활동(심지어 겉보기에는 작은 것이라고 해도)을 추가하는 것이 확실히 기분이나 기능에 도움이 된다고 할지라도 이 연습의 목적은 모든 고갈시키는 활동을 근절하도록 권유하는 것은 아니다. 오히려 하루를 어떻게 보내는지, 우리의 활동에 대해 어느 정도의 주의를 기울이면서 참여하는지 그리고, 활동과 그것에 대한 주의 집중의 정도 양자 모두가 우리에게 어떤 영향을 미치는지에 대해 좀 더 많이 자각하도록 하는 것이다. 몇몇 고갈시키는 또는 스트레스를 주는 활동들은 피할 수 있다. 피할 수 없는 것들도 있다. 이것은 우리에게 풍요롭게 하는 것과 고갈시키는 것을 알아차릴 수 있게 하고 어떻게 일상적인 경험들과 다른 방법으로 관계 맺을 수 있는지를 탐색할 수 있는 기회이다. 나아가서 심신자각 수련이 어떻게 이런 과정을 도울 수 있는지, 그리고 우리가 일상 활동과 관계를 맺는 방식이 어떻게 재발을 부르는지를 토론에 포함시킬 수 있다.

이 회기의 숙제는 다음 한 주 동안 그들이 참여해서 풍요롭게 해 주는 최소 세 가지 활동을 선택하도록 한다. 참여자들이 실제적이고 전념할 수 있는 활동을 선택하도록 하는 것이 중요하다. 새로운 활동인지 이미 참여하고 있는 것인지는 상관이 없다. 자신이 어떤 활동에 전념하고자 하는지 큰소리로 분명히 말하는 것이 도움이 될 수 있다.

어디에서 재발이 시작되는가?

지금까지 토론과 연습은 주로 재발의 급성 유발요인(사람, 장소, 사고, 감정)에 초점을 맞추었다. 이번 회기는 재발에 더 취약하게 만들거나 덜 취약하게 만들 수 있는 생활방식의 선택에 대해 초점을 확대하는 것으로 시작한다.

예를 들어, 한 참가자가 거리를 걸어가다가 그녀와 술을 마셨던 누군가를 본다고 상상해보자. 어떤 날은 이 상황을 슬기롭게 처리할 수 있을 것이다. 모퉁이를 돌아 다른 길로 가거나 인사를 하며 친구에게 자신은 더 이상 술을 마시지 않는다고 말하고 계속 걸어갈 수도 있다. 또 다른 날에는 같은 친구를 만나 대화를 하지만, 친구에게 자신이 회복 중에 있다는 말을 언급하지 않을 수 있다. 대신에 옛 친구들을 만나기 위해 그들이 좋아하는 술집에 가자는 제안을 받아들였고 결국은 술을 마시는 것으로 끝이 났다. 이 상황에 대한 취약성에 영향을 줄 수 있는 요소들을 검토하는 과정에서 일반적인 스트레스 수준, 기진맥진, 외로움, 사회적 지지체계의 결여와 같은 예들을 집단으로부터 유도한다. 취약성에 영향을 주는 요소들의 예로 12단계 전통으로부터 인용한 약자 HALT (Hungry 배고픔, Angry 분노, Lonely 외로움, Tired 피로) 를 종종 언급한다. 이 연습에서 이러한 것들은 삶에서 지속적으로 발생하는 흔한 경험이라는 사실을 강조하는 것이 좋다. 그것들을 경고 증상으로 인지하는 것은 자신을 좀 더 잘 돌볼 수 있도록 상기시킬 수 있고, 이러한 경험을 하고 있을 때 유발 요인에 대한 취약성이 증가하고 있음을 우리에게 경고할 수 있다. 이것은 감정이 유발될 때 ("내가 배고픈가? 슬픈가? 외로운가? 불안한가?") 유발 요인에 대한 우리의 반응을 이해하는 데 도움을 주며, 우리 자신을 가장 잘 돌보기 위해서 무엇이 필요한지 ("바로 지금 내가 정말로 필요한 것은 무엇인가?") 를 탐색하는 데 도움을 준다.

깨어있는 호흡 공간

토론 이후 종종, 특히 토론이 추상적이고 개념적으로 되어갈 때, 촉진자는 깨어있는 호흡 공간 연습을 통해 멈출 것을 잠시 제안할 수 있다. 치료과정 전반을 통해 이 수련을 여러 가지 다른 방식으로 해보는 것은 도움이 된다. 예를 들어, 촉진자는 눈을 뜨고 연습하자고 제안할 수 있으며, 연습하는 시간을 다양하게 할 수도 있다. 이러한 변형은 수련의 융통성과 일반화 능력을 증가시킬 수 있다.

기억카드

회복을 지속적으로 지원할 수 있는 자원의 필요성에 의해 기억카드 (Reminder Cards) (유인물 7. 2) 가 고안되었다. 이것은 명함 정도의 크기로 지원을 위한 정보가 수록되어 있는 4개 부분 (각 면에 두 개씩) 으로 구성되어 있다. 1) 단주를 지속해야 하는 참가자 자신만의 이유 목록, 2) 가장 효과적인 대처행동 (coping behavior), 3) 긴급 또는 지원 전화번호, 4) 깨어있는 호흡 공간의 단계. 기억 카드는 호주머니나 지갑에 쉽게 가지고 다닐 수 있으며, 보통 때나 고위험 상황에서 쉽게 사용할 수 있다.

기억카드는 특히 상대적으로 회복 초기에 있거나 구체적인 도구나 상기시킬 방법을 찾는 환자들에게 도움이 된다. 오랜 기간 동안 회복을 유지하고 있는 환자들에게는 적절하지 않을 수 있다. 우리는 촉진자들이 그 집단의 구체적인 요구에 따라 이것을 선택사항으로 고려하도록 권유한다. 이상적으로, 참가자들이 다른 사람의 생각과 아이디어로부터 도움을 받을 수 있기 때문에 가능하면 기억카드는 회기 중에 토론하고 완성한다. 예를 들어 일부 참가자들은 단주를 유지해야 하는 중요한 이유를 공유할 수 있다. 그것은 다른 사람에게 특히 강력하거나 두드러질 수 있으며 그렇기 때문에 카드에 포함하는 것이 중요하다.

효과적인 대처행동을 고안하기 위해서 재발의 높은 위험 상태에 처하게 했던 요소들 중 제일 먼저 떠오르는 것이 무엇인지 잠시 생각해 보도록 권유하는 것이 도움이 된다. 여기에는 사람, 장소, 상황, 사고 또는 감정과 같은 것이 있다. 거기에서부터 참가자들은 효과적인 대처에 도움이 되는 구체적인 단계들을 발견할 수 있다. 계속해서 우리는 카드에 메모해 둔 깨어있는 공간 수련의 단계를 간단하게 검토한다.

기억카드의 마지막 사분면에는 지역사회의 자원과 응급전화번호가 담겨 있는데 참가자들에게 개인적인 자원이나 지원 체계와 접촉할 수 있는 정보를 보충하도록 지시한다. 기억카드는 다음 회기 전까지 이 부가적인 정보를 완료해야 한다.

숙제

다음 한 주 동안은 정기적으로 계속하고자 하는 수련을 선택하여 6일 동안 자신만의 수련일정을 창조적으로 구성하도록 계속 격려한다. 또한 매일의 일상적인 활동과 스트레스가 많은 상황 모두에서 깨어있는 호흡 공간을 계속해서 수련하도록 한다. 마지막으로 3가지의 구체적인 풍요롭게 하는 활동 (유인물 7. 3) 을 수행하기 위한 계획을 검토하고, 추가하면 좋은 부가적인 생각이나 자료가 있다면 그것을 넣어 기억카드를 완성하도록 교육한다. 일일 수련 기록지 (유인물 7. 4) 에 명상 수련을 기록한다.

마무리

회기의 마지막 몇 분 동안 참가자들은 회기 시작 때 숙고하였던 자신의 수련 의도를 회상해보고 그것을 다시 한 번 마음에 새기는 시간을 가지는 기회를 가진다.

자애 명상
수련 7.1

이 명상은 여태까지 수련하였던 것들과 조금 다르다. 이것은 우리 자신이나 타인을 위해 더 친절하고 온화한 태도를 발전시키는 것을 포함하는 "친밀함" 또는 연민의 수련이다. 이러한 연민 어린 그리고 친밀함에 대한 접근은 심신자각 수련의 중요한 측면이고, 우리가 해왔던 다른 수련을 지원하는 데 도움이 될 수 있다.

가장 편안한 자세를 취해서 몸을 완전히 편하게 합니다.

몸의 긴장을 풀어주고, 배를 부드럽게 하고, 팔과 어깨, 얼굴의 긴장을 온화하게 풀어주고, 턱을 편안하게 합니다. 이 수련에 참가하는 이유와 의도를 잠시 생각해 봅니다.

바닥이나 의자에 닿아있는 신체를 느껴봅니다. 아래에 있는 바닥의 안정감과 견고함을 느끼면서 몸이 의자나 바닥으로 이완되는 것을 허용합니다. 그리고 지금 이 순간 여기에서 안전함의 감각을 느껴보고 바닥이 당신을 받쳐주는 것을 느껴봅니다.

이제 마음을 당신이 개인적으로 알고 있거나 부담 없이 좋아하고 친밀함과 돌봄의 감정을 자연스럽게 가질 수 있는 누군가에게로 가져가 봅니다. 그가 친구일 수도, 자녀일 수도, 손자나 할아버지일 수도 있습니다. 또는 영적 안내자나 심지어 애완동물일 수도 있습니다. 당신과 갈등이 있거나 이성애의 감정을 느끼는 사람보다는 쉽게 따뜻함과 친밀함을 느끼는 사람을 선택하는 것이 최선입니다. 그 사람을 생각하기만 해도 자연스럽게 미소가 지어지는 사람을 선택합니다.

만약 원한다면 이 사람이 당신 주위나 당신 곁 또는 당신 앞에 앉아있다고 상상합니다.

만약 그 사람을 떠올릴 수 없다면, 그 사람과 함께 있었을 때 경험했던 느낌이나 감각에 초점을 맞춥니다. 몇 분 동안 당신이 어떻게 느끼는지에 주의를 기울이면서, 몸 어디에서 연민과 친절함의 감정을 느끼는지를 감지합니다. 가슴 한가운데일 수도 있고, 심장이나 배 또는 얼굴일 수도 있습니다. 돌봄과 친밀함의 감각을 느끼는 곳이 신체 중 어디이든지 간에 숨을 쉴 때마다 그곳이 부드러워지게 합니다. 만약 이런 감각을 느끼기 어렵거나 그런 느낌이 집중되는 곳을 찾기 어렵더라도 괜찮습니다. 마음의 일반적인 영역에 단지 초점을 두고, 이 연습을 하는 동안 거기에서 어떤 감정이 느껴지는지를 알아차리기만 하면 됩니다.

이제 편안하게 느낀다면, 행복기원문을 보냅니다. 다음과 같은 행복기원문을 사용하고, 마음속으로 조용히 반복합니다.

'당신이 안전하고 보호받기를. 당신이 진정한 행복을 발견하기를. 당신이 평화롭기를. 당신이 편안하게 살기를.' (천천히 반복합니다.)

이 행복기원문을 사용할 수도 있고, 가장 진실 된 느낌을 준다면 어떤 것이든 상관없이 당신만의 것을 만들 수도 있습니다. 그것을 마음속으로 계속해서 반복합니다. *'당신이 안전하고 보호받기를. 당신이 진정한 행복을 발견하기를. 당신이 평화롭기를. 당신이 편안하게 살기를.'* 또는 당신이 선택한 행복기원을 반복합니다.

이것은 어떤 일이 일어나도록 만들기 위한 것이 아닙니다. 우리는 단지 행복기원을 전하는 것입니다. 당신이 누군가에게 안전한 여행이나 좋은 하루가 되도록 바라는 것과 마찬가지입니다. 만약 마음에서 "이렇게는 되지 않아." "이것은 바보 같아." 와 같은 생각이 있다는 것을 발견한다면 이러한 생각을 단지 알아차리고 행복기원문에 다시 주의를 기울이도록 천천히 안내합니다. 마찬가지로 만약 좌절하고 화나는 느낌이 일어난다면 주의를 그러한 경험으로 가져옵니다. 그리고 언제나 주의를 당신의 연민을 감지할 수 있는 부위로 간단히 되가져올 수 있다는 것을 기억합니다. 이 수련을 할 때 느껴야만 하는 특별한 것은 없다는 점을 기억합니다.

이제 이 분이 똑같은 행복기원문을 당신에게 보낸다고 상상해봅니다. *'당신이 안전하고 보호받기를. 당신이 행복하기를. 당신이 평화롭기를. 당신이 편안하게 살기를.'*

만약 편안하게 느껴진다면 이제 주의를 그 사람에게서 자신에게로 변경시키고, 당신 자신에게 이 행복기원문 *('내가 안전하고 보호받기를. 내가 행복하기를. 내가 평화롭기를. 내가 편안하게 살기를.')* 이나 또는 당신이 선택한 행복기원문을 보냅니다. 각 기원마다 잠시 시간을 가지고 당신의 마음이나 몸에서 그 기원을 느껴봅니다. "안전한" 느낌이란 어떤 것일까? "행복한" 느낌은 어떻게 느껴지는가? 그래서 당신은 이 기원들과 연결될 수 있습니다.

만약 편안하다면 당신 자신을 이 행복기원문을 받은 어린아이로 상상해봅니다. 만약 이 연습에 대해 판단하는 사고나 생각을 하고 있음을 발견한다면 이러한 생각들을 알아차리고 당신의 주의를 다시 행복기원문으로 가져가도록 합니다. 만약 어떤 저항이나 불안을 알아차렸다면 최선을 다해서 저항이 완화되도록 합니다. 있는 그대로의 경험에 대해 연민을 가질 수 있는지 봅니다. 몇 분 동안 계속해서 시도하면서 이것을 실험해 봅니다.

이제 이 기원들을 당신과 함께 이 방 안에 있는 사람들에게 보냅니다. *'우리가 안전하고 보호받기를. 우리가 행복하기를. 우리가 평화롭기를. 우리가 편안하기를.'* 반복해서 당신에게 가장 편안하고 의미 있게 느껴지는 기원을 사용합니다. 여기에서 어떤 특별한 느낌을 강요할 필요는 없습니다. 단지 당신 자신과 당신과 함께 있는 다른 사람들에게 기원을 확장합니다.

이 방에 있는 타인이 당신에게 보낸 기원을 받기 위해 잠시 시간을 보냅니다. 준비가 되면 언제든지 눈을 뜹니다.

일일 활동 기록지

유인물 7.1

1. **괴로움, 어려운 감정** 또는 **자기 의심**을 증가시키는 활동이나 사람 그리고 상황의 목록을 만들고, 그런 활동에 참여할 때 어떻게 느끼는지 기록하라.

활동, 사람, 장소 또는 상황	어떤 느낌이 들었나요?

2. 술을 마시지 않고, 즐거움이나 자신감을 증가시키는 활동, 사람 그리고 상황의 목록을 만들고, 그런 활동에 참여할 때 어떻게 느끼는지 기록하라.

활동, 사람, 장소 또는 상황	어떤 느낌이 들었나요?

기억 카드
유인물 7.2

앞면	뒷면
단주해야하는 이유 • • • • •	**깨어있는 호흡 공간** • 멈춘다 : 어디 있든지 멈춘다 • 관찰 : 지금 일어나고 있는 일을 알아차린다 • 호흡 : 호흡에 집중한다 • 자각을 확장한다 • 자각과 함께 대응한다
전화 번호 • • • • •	**대처 활동 또는 계획** • • • • •

7회기 주제와 숙제
자기 돌보기와 생활방식의 균형
유인물 7.3

주제

우리는 재발의 위험으로 몰아넣는 특정한 상황과 생각, 그리고 감정에 주의를 기울이는 데 몇 주를 보냈다. 스스로를 돌보고 풍요롭게 하는 활동에 참여하는 것은 회복의 중요한 한 부분이다. 이번 회기에서는 삶의 큰 그림을 살펴본다. 더 건강하고 생동감 있는 삶을 지원하는 상황들과 위험으로 몰아넣는 상황들을 밝힐 것이다. 생활방식의 균형과 자신에 대한 연민은 건강하고 충만한 삶의 기본적인 요소이다.

7회기 숙제

1. 모든 수련 방법 중에서 정기적으로 사용할 방법을 선택한다. (예 : 일주일에 3번 정좌명상을 하고 일주일에 3번 보디 스캔 명상을 한다. 또는 일주일에 6번 정좌명상을 한다.) 당신이 선택한 프로그램을 이번주에 수행한다.

2. 하루에 3번 이상 깨어있는 호흡 공간을 수련한다 (규칙적으로, 그리고 불편한 사고, 느낌 또는 갈망을 느낄 때는 언제든지).

3. 일일 활동 기록지에 표시된 최소한 세가지의 풍요롭게 하는 활동에 참여한다.

4. 아직 기억카드를 모두 완성하지 못했다면 채워서 마무리를 한다.

일일 수련 기록지
유인물 7.4

지시문 : 매일, 당신의 명상 수련을 기록하고, 장애물, 관찰 사항들 또는 의견을 쓰시오.

날짜/요일	CD를 사용한 정규 수련 : 얼마나 오랫동안 했는가?	깨어있는 호흡 공간	관찰 사항/의견
	______분	몇 번을 했는가? 어떤 상황에서 했는가?	
	______분	몇 번을 했는가? 어떤 상황에서 했는가?	
	______분	몇 번을 했는가? 어떤 상황에서 했는가?	
	______분	몇 번을 했는가? 어떤 상황에서 했는가?	
	______분	몇 번을 했는가? 어떤 상황에서 했는가?	
	______분	몇 번을 했는가? 어떤 상황에서 했는가?	
	______분	몇 번을 했는가? 어떤 상황에서 했는가?	

8회기

사회적 지지와 계속해서 수련하기

이 길은 용기와 체력을 요하지만, 그것은 발자국들로 가득 차있다.
이 도반들은 누구인가?
그들은 당신 사다리의 계단들이다. 그들을 이용하라!
동반자를 통해 당신은 더 빨리 향상할 수 있다.
당신은 계속 가는 것만으로도 충분히 행복하겠지만, 다른 이들과 함께 하면,
더 멀리, 그리고 더 빨리 갈 수 있다.
-RUMI-

준비물

- 종
- 화이트보드/마커
- 조약돌
- 유인물 8.1 : 자료 목록
- 유인물 8.2 : 과정에 대한 고찰 기록지
- 유인물 8.3 : 8회기 주제 : 사회적 지지와 계속해서 수련하기

주제

회복과 심신자각 수련은 둘 다 전념과 성실함을 요구하는 평생의 여정이다. 그것은 쉬운 여행이 아니다. 때로 물살을 거슬러 헤엄치는 것처럼 느껴질 수 있다. 지금

까지 우리를 위험에 빠뜨리는 요인들과 고위험 상황을 벗어나는데 도움을 주는 몇 가지 기술들 그리고 균형 잡힌 생활방식을 유지하는 것의 중요성에 대해서 배웠다. 이 집단에 참가함으로써 정신적인 지지와 공동체 의식을 얻을 수 있었기를 희망한다. 지지망을 만드는 것은 수련과 회복의 여정에서 결정적으로 중요하다. 회복 지지 체계를 통해 재발의 징후를 인식하고 위험하다고 느낄 때 지원을 받을 수 있다. 명상 수련에 관한 지원을 받음으로써 우리는 수련을 계속해나가고 삶을 주의 깊게, 능동적으로, 그리고 깊은 연민을 가지고 사는 선택을 하는데에 도움을 받는다.

목표

- ◆ 위험을 줄이고 회복을 유지하는 방법으로 사회적 지지망의 중요성을 강조한다.
- ◆ 도움을 구하는 것에 대한 장애물을 극복하는 방법을 찾는다.
- ◆ 참가자들이 치료과정을 통해 배운 것과 수련을 계속해야 하는 이유에 대해 고찰한다.
- ◆ 지속적인 수련 및 심신자각을 일상 생활에 접목시키는 계획을 세운다.

회기 개요

- ◆ 들어가기
- ◆ 보디 스캔 (수련 8.1)
- ◆ 과제 검토
- ◆ 지지망의 중요성
- ◆ 치료과정에 대한 고찰
- ◆ 미래를 위한 의도
- ◆ 마침 명상 (수련 8.2)
- ◆ 마무리하는 원

들어가기

참가자들은 바로 지금 알아차리고 있는 감각, 마음의 상태, 또는 감정을 묘사하는 한두 단어를 나누도록 한다. 경험을 나눌 때 무엇을 말할지 계획하는 대신 말하고 있는 집단 구성원들의 이야기를 들으면서 현재에 머물도록 격려하는 것이 좋다.

보디 스캔

보디 스캔은 MBRP 프로그램의 바로 첫 회기에서 수련하였다. 지난 2개월 동안의 변화를 평가하기 위한 지표로 이것을 반복 하는 것이 유용할 수 있다. 촉진자는 수련의 경험에 대해, 그리고 치료과정의 시작 이후로 변화된 것과 변화되지 않고 똑같이 남아 있는 것에 대해서 물어볼 수 있다. 우리는 빈번하게 이번 회기의 보디 스캔 명상의 끝에 "역설 (The Paradox)"이라는 시를 함께 나누어왔다 (수련 8. 1).

수련 검토

수련 검토는 지난주의 명상 수련과 지속가능한 개인적인 수련 계획에 대한 확인을 포함한다. 깨어있는 호흡 공간의 수련 그리고 기억카드의 완성과 사용을 검토하고 (유인물 7. 2), 가정에서 연습한 풍요롭게 하는 활동 (nourishing activities) 에 대해 토론한다 (유인물 7. 3에 기술되었던 것처럼). 촉진자는 이런 활동을 하는 동안 참가자가 무엇을 알아차렸는지, 풍요롭게 하는 활동에 참여했을 때 경험의 특성이 무엇인지, 그리고 그런 특성이 훨씬 결핍된 활동을 할 때 어떻게 그러한 특성을 보완할 수 있는지에 대해 질문할 수 있다. 심신자각 수련이 활동의 특성과 활동과의 관계를 어떻게 변화시킬 수 있는지에 대해 고찰하는 것이 도움이 된다. 이런 활동에 참여했던 참가자들의 경험을 검토하는 것만큼이나 중요한 것은 그들이 풍요롭게 하는 활동에 참여하는 것을 방해하는 요인을 알아내도록 돕는 것이다.

지지망의 중요성

앞의 회기들에서 몇 가지의 전략과 수련, 그리고 스트레스가 되거나 위험한 상황에 대처하는 기술을 살펴보았다. 그다음으로 초점을 확대하여 어떤 생활방식을 선택할 것인가 하는 것과 그것이 어떻게 우리의 목적에 기여하게 할 수도 있고 또는 벗어나게 할 수 있는지를 살펴보는 것으로 확장되었다. 여기에서는 지역사회와 환경을 살펴보기 위해 관점을 더 확장 시킨다 (유인물 8. 3).

참여자들에게 지지가 왜 중요한지 물어보는 것은 너무 당연한 질문인 것처럼 보인다. 그러나 그것을 통해 회복과 규칙적인 심신자각 수련의 지속, 둘 다에 있어 지지체계가 얼마나 중요한지를 인식할 수 있게 된다. 그것은 이 길 중 어느 것도 혼자 갈 수 없음을 의미한다. 우리에게는 동반자가 필요한 것이다. 이 힘든 여정을 계속하기 위해 격려해주고 상기시켜주는 무엇인가를 필요로 한다. 이를 위해 우리는 종종 참가자들이 회복과 심신자각 수련 모두를 지원하고 유지할 수 있는 자신들의 생각과 방법을 제안하도록 요청한다. 사전에 발생 가능한 장애물을 알아보는 것은 그것이 실제로 일어났을 때 인식하고 다루는 데 유익하기 때문에, 우리는 빈번하게 참가자들이 도움을 요청하거나 지지망을 유지하는 데에 무엇이 방해가 될 수 있는지를 예상하도록 한다. 또한 전형적으로 가족이나 친구들, 그리고 12단계 또는 다른 지지 집단들과 같은 현재의 자원을 검토한다.

마지막으로, 명상 자원 목록을 제공하는데 (유인물 8. 1), 거기에는 웹사이트, 책, 그리고 CD뿐만 아니라 지역 모임, 치료과정, 그리고 집중수련까지 포함되어 있다. 가능하다면 참가자들의 지속적인 수련을 지원할 수 있는 안전하고 친숙한 장소와 함께 계속되는 명상 수련 회기들을 MBRP 프로그램의 일부로서 제공할 수 있다.

치료과정에 대한 고찰

치료과정의 이 마지막 회기에서, 우리는 참가자들에게 지난 2개월에 걸친 그들의 경험에 대해 개인적으로 그리고 집단으로서 고찰할 기회를 준다. 우리는 또한 미래를 내다보고 지속적인 수련에 대한 의도를 가지도록 촉진한다. 치료과정 고찰 기록지 (유인물 8. 2) 는 과정의 경험에 대해 묻고, 내용과 구조의 변화를 위한 피드백이나 제안을 할 수 있는 기회를 제공한다. 기록지 작성을 위해 전형적으로 10분을 허락하고, 집단에게 그들의 피드백은 매우 가치가 있으며, 익명인 채로 남게 되고, 향후 과정의 개선을 위해 사용될 것이라고 알려준다.

이 기록지를 회수하기 전에, 참가자들은 적었던 내용이나 치료과정에 대한 어떠한 생각이라도 나눌 수 있도록 토론에 초대한다. 참가자들은 보통 그들이 가지는 마지막 생각이나 견해 또는 질문을 집단과 나눌 수 있게 된 이 기회를 환영하고 감사해 한다.

미래를 위한 의도

참가자들 스스로가 지속적인 수련의 중요성을 확인하도록 하는 것이 왜 명상을 매일 해야 하는지에 대해 설교하는 것보다 훨씬 더 효과적일 수 있다. 참가자들에게 왜 이 수련을 계속하려고 하는 것인지를 묻고, 생각을 정리하여 화이트보드에 적으면서 시작한다. 그 다음에는 종종 참가자들에게 어떤 종류의 수련을 해나갈 계획인지 그리고 그들이 수련을 지속할 가능성이 어느 정도인지를 개별적으로 이야기하게 한다.

촉진자 : 심신자각 수련을 자신의 삶에 접목시켜 계속해서 할 것인지 그리고 어떻게 접목시키고 계속할지를 결정하는 것은 여러분 각자에게 달려 있습니다. 만약 수련을 계속한다면, 여러분의 삶에 어떤 도움이 되고 어떤 점에서 중요한 부분이 될까요?

참가자1 : 나는 매사에 실제 필요한 것보다 더 경직되고 복잡하게 살아왔는데요, 아직도 그러고 있지만, 나는 이제 나 자신을 찾을 수 있어요. 내 마음이 그렇게 되는 것을 볼 수가 있어요. 수련을 통해 내가 과거나 미래에 사로잡혀서 꼼짝 못 하는 것에서 벗어나 지금 여기에 머물 수 있게 되었어요.

참가자2 : 자각을 유지하기, 그리고 깨어있기입니다. 예리한 집중력을 가지고 관찰하는 것이지요. 내가 수련하지 않는다면 그것은 둔해지겠지요. 만약 노력하지 않으면, 단지 자각하지 못하게 되고, 다시 재발로 이어질 수 있어요.

재발을 예방하기 위해 사전에 재발 위험요인을 인식하고 도움이 안 되는 패턴을 찾는 것과 유사하게 수련을 계속하지 못하게 방해하는 장애물과 "명상의 수레에서 추락하는"

초기 신호를 발견하는 것은 유용할 수 있다.

촉진자 : 수련은 종종 시간과 함께 진화하지요. 그래서 여기서 한 가지 수련에 전념하는 것이 중요합니다. 또한 이것은 일생을 통한 추구이며 따라서 많은 변화를 거친다는 것을 아는 것은 중요한 점이지요. 그 길을 방해할 수 있는 어떤 것을 예상할 수 있을까요?

참가자3: 시간이요.

촉진자 : 그렇지요, 시간을 내고, 시간을 비워두는 것. 그건 큰 문제죠. 그 밖의 다른 것이 있나요?

참가자4: 게으름이요.

촉진자 : 맞아요. 그럼 실제로 게으름이 무엇이죠? 그것은 어떤 것일까요? 또는 그것이 어떻게 일어날 수 있을까요?

참가자2: 내가 재발하기 전처럼 모임에 가기를 그만두고. 나는 술 마시지 않는 사람들과 어울리는 것을 그만둡니다. 이전의 행동을 하기 시작해요.

촉진자 : 새로운 행동을 포기하고 훨씬 익숙한 이전의 행동양식으로 되돌아가는 것이군요.

참가자2: 네. 나에게 좋고 건강하다고 알고 있는 것에 대해 태만해집니다.

촉진자 : 그러면 이런 것들이 방해할 때 우리는 어떻게 해야 할까요? 이것은 자연스러운 것이고 일어나게 될 거예요. 우리는 구실을 찾을 것이고, 어쩌면 하루나 이틀을 빠질지 모르고, 그다음 "나는 내가 이것을 할 수 없다는 걸 알고 있었어."와 같은 단주 위반 효과를 경험하게 됩니다. 이것이 일어날 수 있다는 가능성, 즉 개연성을 인식하고 우리가 언제 어느 순간이든 항상 다시 시작할 수 있다는 것을 기억하는 것이 중요해요. 만약 벽에 부딪친 것처럼 느끼거나 흥미를 잃거나 당신의 수련이 희미해지기 시작하면, 어떻게 해야 할까요?

참가자2: 시간을 정해서 그것을 하루의 일과에 꼭 넣어야죠.

촉진자 : 네. 또 다른 것은 없을까요? 그런 변명이나 의심이 들 때 어떻게 해야 하나요?

참가자3: 어떤 생각을 하고 어떻게 느끼는지 관계없이 나는 단지 명상을 하기 위해 앉겠다고 자신과 약속하는 거죠. 아침에 첫 번째로 해요. 일어나서 그것에 대해 너무 많이 생각하지 않고 바로 즉시 앉아요.

촉진자 : 네. 그래서 쉽게 할 수 있도록 자신에게 편하게 만드는군요. 바로 거기서 할 수 있도록 방석이나 CD를 갖고 있는 게 좋겠어요. 또, 비록 30분 또는 40분, 다 못하더라도 방석에 앉는데 전념하는 거죠. 심지어 단지 2분일지라도, 그저 습관을 유지하는 겁니다.

참가자1 : 네. 그렇게 하지 않으면 너무 힘들고 너무 크게 느껴져 이렇게 말할 겁니다. "오, 나는 45분을 할 수 없어."

촉진자 : 비록 이런 일이 일어나더라도, 그래서 이제 겨우 한 달이 지나고 길이 너무 멀게 느껴지더라도 항상 다시 시작할 수 있어요. 당신은 그것을 "잃어버리지" 않았어요. 자신을 비판하느라 시간을 낭비할 필요는 없어요. 단지 처음부터 다시 시작해요. 이 수련은 연민에 관한 것이며 당신 자신에게 친절하라는 사실을 항상, 항상 기억하세요. 이것은 당신 자신을 극복하는 것이 아니라, 바로 그 반대예요. 아주 온전하고 온화한 연민으로 무조건적으로 당신 자신을 진정으로 보살피는 방법이지요.

마침 명상

마침 명상(수련 8. 2)은 지난 2개월 동안의 각 개인의 여정을 존중하고, 자신, 동료 참가자들, 친구와 가족들, 그리고 마지막으로 모든 지각이 있는 존재들(sentient beings)을 위한 짧은 메타 또는 자애 명상을 제안한다. 우리는 인간 개개인의 거칠고, 자연스러우며, 흠이 있지만 여전히 완벽한 아름다움의 상징으로 우리가 마지막 회기에 가져온 한 더미의 작은 조약돌들 중 하나를 각자가 선택하게 한다. 그것은 주머니에 넣어 다니거나, 또는 책상 위, 테이블 옆, 또는 벽난로에 두면서 참가자들이 지닐 수 있는 이 여정의 추억물이다.

마무리하는 원

우리는 원으로 둘러앉아 마지막으로 어떤 생각이나 숙고를 위한 순간을 가지면서 과정의 최종 회기를 마친다. 참가자들은 마지막으로 어떤 견해들을 기꺼이 나누어도 좋고 또한 단지 조용히 앉아 있는 것도 환영한다. 이전 회기들에서와 마찬가지로, 마지막 순간은 잠깐의 침묵에 이은 종소리로 회기를 마무리한다.

보디 스캔
수련 8.1

1회기에서의 보디 스캔 수련이 반복된다. 우리는 시 한 편과 함께 이 마지막 회기의 수련을 마친다. Gunilla Norris의 시를 읽는다.

역설(paradox)

처음으로 침묵 속에 앉아 보려 할 때
그렇게도 많은 내면의 소란함들을 만나게 된다는 것은 역설이다.

고통을 경험하는 것이 고통을 해방시킨다는 것은 역설이다.

고요함에 머무는 것이 그처럼 충만하게 생명과 존재로 인도한다는 것도 역설이다.

마음은 역설을 좋아하지 않는다.
우리는 명료한 것을 원한다. 안전이라는 환상을 유지할 수 있기 때문이다
확실함은 엄청난 자만을 키운다.

우리 한 사람 한 사람은, 그러나
역설을 사랑하는 더 깊은 차원의 존재를 소유한다. 그 존재는,
겨울의 한 가운데 이미 씨앗처럼 여름이 성장하고 있음을 알고 있다. 그 존재는,
우리가 태어나는 순간에 죽음이 시작된다는 것을 알고 있다. 그 존재는,
모든 생명들이 생성의 그늘 안에 빛나고 있음을 알고 있다.
그림자와 빛은 항상 함께하며
보이는 것은 보이지 않는 것과 뒤섞여 있다는 것을 알고 있다.

고요함 속에 앉아있을 때 우리는 심오하게 활동한다.
침묵 속에 머물면서, 존재의 함성을 듣는다.
기꺼이 있는 그대로의 우리 자신이 되는 것을 통해
우리는 모든 것이 된다.

이제 매우 천천히 그리고 온화하게, 당신의 몸에 대한 자각을 여전히 유지하면서, 준비가 되면, 눈을 뜨고 당신의 자각 안에 방과 여기에 있는 나머지 사람들을 포함시킵니다.

Gunilla Norris의 "침묵의 공유 : 명상 수련과 심신자각적 생활(Sharing Silence : Meditation Practice and Mindful Living)"에서 발췌. 1992년도 저작권은 Gunilla Norris가 가지고 있음. Random House의 지국인 Harmony Books의 허락을 받아 인용.

마침 명상
수련 8.2

조약돌들이 담겨 있는 이 그릇을 가지고 한 바퀴 돌겠습니다. 당신이 끌리거나 당신에게 말을 건네는 돌 하나를 집으세요. 가능한 모든 최선을 다해, 마치 이 과정의 바로 첫날 당신이 했던 것처럼, 당신의 주의를 이 사물에 가져와 손바닥으로 그것을 쥐어봅니다. 전에 그와 비슷한 어떤 것도 본 적이 없는 것처럼 그것을 자세히 살펴봅니다.

잠시 멈추어 그것을 뒤집어서, 색깔과 질감을 관찰하고, 빛이 어디를 비추는지 알아차리면서, 손에서 느껴지는 감각을 알아차립니다. 이것을 하는 동안에 어떠한 생각이라도 떠오르면, 단지 그것을 생각으로 알아차리면서 자신의 주의를 이 사물로 돌려놓습니다. 괜찮다면 이 사물을 만들었던 풍부한 역사에 대해 숙고해 볼 수 있습니다. 수천 년의 시간과 날씨, 그리고 중력에 대해. 그것이 완벽하게 둥글지 않다는 것을 알아차리면서, 결점과 빈틈을 가지고 있지만, 우리는 그것이 불완전하다고 말하지 않을 것입니다.

이 사물을 통해 당신은 치료과정 동안 당신과 당신이 경험했던 모든 것, 이 수련에 쏟아 부었던 모든 에너지와 고된 작업들을 추억할 것입니다. 그리고 당신 역시 당신을 만들어 온 풍부한 역사를 가지고 있으며, 또한 완벽하게 만들어지지 않았음을 압니다. 아마도 당신 자신의 결점과 빈틈을 가지고 있을 겁니다.

계속해서 이 사물을 느끼면서 눈을 잠시 감아도 좋습니다. 그 사물을 두 손으로 감싸볼 수도 있습니다. 잠시 동안 당신 자신에게, 여기에 있으면서 이 집단과 수련에 참여하는 데 기울인 모든 노력과 회복에 대한 당신의 헌신에 대해 감사하는 시간을 가집니다. 이 경험을 당신과 공유했던 다른 모든 사람들의 헌신에 대해서도 또한 감사하는 시간을 가집니다.

무엇보다도, 이 사물을 당신의 여정에 대한 추억물로 만드세요. 즉 당신을 회복의 이 시점까지 데려왔던 모든 것에 대해, 그리고 당신이 시작한 길을 계속해서 걸어가도록, 현재 속에 존재하는 길을 찾아가면서, 당신 자신의 모든 면과 함께 살며, 상처받고 불완전하다고 여겨질 수 있는 것까지 받아들이도록 상기시켜주는 것이 되게 하세요. 그것들에 대해 자각과 함께 대응하고 온화함과 돌보는 관심을 가지고 그것들을 포용하세요.

이제 잠시 동안 당신의 안녕을 기원해 봅니다. 만약 원한다면, 이전 회기에서 우리가 수련했던 행복기원문에 집중해서 그 돌을 손에 쥔 채로 당신 자신에게 조용히 반복할 수 있습니다. *'내가 안전하기를. 내가 행복하기를. 내가 평화롭기를. 내가 편안하기를'* 또는 당신 자신에게 참되고 자연스럽게 느껴지는 다른 어떤 소망이라도 좋습니다.

그저 몇 번 계속해서 반복하고, 호흡에 맞추어서 그것을 해보면서, 당신이 그것을 하는 동안 당신 자신을 보살피고 다정하게 대해주는 느낌을 갖도록 합니다. 그리고 만약 마음이 산만해지거나 다른 생각이 떠오르는 것을 알아차리면, 단지 그것을 알아차리고, 비판하지 말고, 주의를 행복기원문으로 되돌려 놓습니다.

그다음에 잠시 동안 당신의 오른쪽에 앉아 있는 사람을 생각해보고, 그들을 삶의 이 시점까지 데려온 모든 것에 대해, 그 길을 따라 그들이 경험했을 고난들에 대해, 그리고 당신처럼 그들이 계속해서 이 길을 따라가고 회복을 유지하기 위해 얼마나 노력하고 있는지를 생각해봅니다. 그럼 잠시 동안 그들의 여정에서 그들이 잘 되기를 기원하면서 당신의 자애로운 소망을 그들에게 보내봅시다. *'당신이 안전하기를. 당신이 행복하기를. 당신이 평화롭기를. 당신이 편안하기를.'* 그리고 당신의 왼쪽에 있는 사람에 대해 생각해보고 그 또는 그녀가 행복하기를 기원해봅니다.

이런 방식으로 계속해서 방을 둘러보고, 한 사람 한 사람이 행복하기를 기원합니다. *'우리 모두가 안전하기를, 행복하기를, 평화롭기를 그리고 편안하기를.'* 이제 집단의 다른 사람들이 당신에게 보낸 기원을 받아들이고, 이곳의 모든 사람들이 당신이 행복하기를 기원했다는 것을 알아차려 봅니다.

Segal, Williams, 그리고 Teasdale (2002) 에 기초함.

자료 목록
유인물 8.1

웹사이트

- Dharma Seed에서 다운로드 가능한 명상 가르침과 지침 : **www.dharmaseed.org**
- 호흡에 대한 심신자각과 자애 또는 자비 명상을 포함한 명상 지침 : **www.lisadalemiller.com/meditations.htm**
- 중독, 재발예방, 스트레스, 불안, 그리고 우울을 위한 명상 CD : **drsgoldstein.com/CDs.aspx**
- MBSR 프로그램을 위해 Jon Kabat-Zinn이 개발한 명상 CD와 테이프 : **www.mindfulnesscds.com/series1.html**
- 집중수련의 가르침, 토론, 자료, 목록 : **www.dharmapunx.com**
- 명상 및 회복과 관계된 링크와 기사들 : **www.buddhistrecovery.org**

책

- **Dharma Punx: A Memoir, by Noah Levine. New York: Harper San Francisco, 2003.**
- **Insight Meditation: The Practice of Freedom, by Joseph Goldstein. Boston: Shambhala, 1993.**
- **The Mindful Path to Self-Compassion: Freeing Yourself from Destructive Thoughts and Emotions, by Christopher K. Germer. New York: Guilford Press, 2009.**
- **Mindful Recovery: A Spiritual Path to Healing from Addiction, by Thomas Bien and Beverly Bien. New York: Wiley, 2002.**
- **The Mindful Way through Anxiety: Break Free from Chronic Worry and Reclaim Your Life, by Susan M. Orsillo and Lizabeth Roemer. New York: Guilford Press, 2011.**
- **The Mindful Way through Depression: Freeing Yourself from Chronic Unhappiness, by J.Mark G. Williams, John D. Teasdale, Zindel V. Segal, and Jon Kabat-Zinn. New York: Guilford Press, 2007.**
- 우울증을 다스리는 마음챙김 명상. 마크 윌리암스, 존 티즈데일, 진델 세갈, 존 카밧진 지음. 차재

호 옮김. 사람과 책, 2013.

- **The Mindfulness Solution: Everyday Practices for Everyday Problems, by Ronald D. Siegel. New York: Guilford Press, 2010.**
- **The Miracle of Mindfulness: An Introduction to the Practice fo Meditation, by Thich Nhat Hanh. Boston: Beacon Press, 1987.**
- **One Breath at a Time: Buddism and the Twelve Steps, by Kevin Griffin. Emmaus, PA: Rodale, 2004.**
- **A Path with Heart: A Guide through the Perils and Promises of Spiritual Life, by Jack Kornfield. New York: Bantam, 1993.**
- **Radical Acceptance: Embracing Your Life with the Heart of a Buddha, by Tara Brach. New York: Bantam, 2003.**
- **Seeking the Heart of Wisdom: The Path of Insight Meditation, by Joseph Goldstein and Jack Kornfield. Boston: Shambhala, 1987.**
- **Start Where You Are: A Guide to Compassionate Living, by Pema Chodron. Boston: Shambhala, 1994.**
- **When Things Fall Apart: Heart Advice for Difficult Times, by Pema Chodron, Boston: Shambhala, 1997.**
- **Wherever You Go, There You Are: Mindfulness Meditation in Everyday Life, by Jon Kabat-Zinn. New York: Hyperion, 1994.**
- 존 카밧진의 마음챙김 명상: 당신이 어디를 가든 당신은 그곳에 있다. 존 카밧진 지음. 김언조, 고명선 옮김. 물푸레, 2013.

치료과정에 대한 고찰 기록지

유인물 8.2

다음 질문들에 대해 잠시 생각해 보시고, 답변을 기록해 쓰시오:

1. 당신이 이 치료과정에서 가장 가치 있게 느낀 것은 무엇인가? 당신은 무엇을 배웠는가?

2. 당신은 지난 8주에 걸쳐 참가한 결과 어떤 변화가 있었는가?

3. 당신의 배움 또는 성장을 방해하는 어떤 장애물이 있었는가? 과정을 향상시키기 위해 어떤 것이 필요한가?

4. 그 밖의 의견은?

5. 1(전혀)부터 10(아주) 척도 상, 이 프로그램은 당신에게 얼마나 중요한 것이 되었는가? 당신이 왜 이 평가에서 그 점수를 주었는지 설명하시오.

6. 1(전혀)부터 10(아주) 척도 상, 당신은 이 과정 이후 **격식적인** 심신자각 수련(예를 들어, 보디스캔, 정좌명상, 심신자각 스트레칭/요가)을 계속할 가능성이 어느 정도인가?

7. 1(전혀)부터 10(아주) 척도 상, 이 과정 이후에 **비 격식적인** 심신자각 수련(예를 들어, 깨어있는 호흡 공간, 심신자각적 먹기, 걷기, 일상활동)을 계속할 가능성이 어느 정도인가?

8회기 주제와 숙제
사회적 지지와 계속해서 수련하기
유인물 8.3

지난 8주에 걸쳐 우리가 배웠던 심신자각 기술을 사용하면 경험과 다른 방법으로 만날 수 있게 된다. 우리는 경험과 싸우는 대신 그것을 받아들이며 더 현명하고 더 여유로운 곳에서 비롯되는 선택을 할 수 있다. 회복과 심신자각 수련을 위한 이 매 순간의 여정은 때로 물을 거슬러 헤엄치는 것처럼 느껴질 수 있다. 그것은 쉬운 여행이 아니다. 그래서 더 멀리 가기 위해 우리를 위험에 빠뜨릴 수 있는 요인들과 고위험 상황에서 벗어나도록 돕는 몇 가지 기술들과 균형 잡힌 생활양식의 중요성에 대해서 배웠다.

또한 이 집단에 참석함으로써 지지받는 느낌과 공동체 의식을 얻었기를 바란다. 수련과 회복의 길을 계속해서 가기 위해 지지망은 결정적으로 중요하다. 회복을 위한 지지 체계를 가지고 있으면 재발 신호를 인식하는 데 도움을 받을 수 있고 위험에 처해있다고 느낄 때 격려를 받을 수 있다. 명상 수련을 위한 지원을 받으면 수련을 유지하고 삶에 참여하는 선택을 하는 데 도움을 받을 수 있다.

우리가 통제할 수 없고 우리의 방식대로 되지 않는 많은 것들이 있다. 그러나 우리는 어떻게 대응하고 삶을 어떻게 경험할지를 선택할 수 있다. 규칙적으로 심신자각을 수련하면 덜 자동적이고 덜 반사적으로 반응하면서 우리의 선택에 대해 더 많이 자각하게 되고, 결국 더 큰 자유를 얻을 수 있다. 우리 자신을 돌보는 것과 풍요롭게 하는 활동에 참여하는 것은 삶의 균형을 유지하고 재발을 예방하는 방법이다. 수련을 유지하는 것은 쉽지 않다. 어려움과 장애물이 생길 것이다. 당신 자신에게 온화하게 대해야 한다. 어떤 수련도 좋은 수련이라는 것을 기억하라. 당신은 당신이 있는 그곳에서 항상 다시 시작할 수 있다.

참고 문헌

Barks, C. (Trans.) (1995). *The essential Rumi.* San Francisco: Harper.

Benson, M.D.H. (1975). *The relaxation response.* New York: William Morrow.

Bowen, S., Chawla, N., Collins, S., Witkiewitz, K., Hsu, S., Grow, J., Clifasefi, S., Garner, M., Douglass, A., Larimer, M., & Marlatt, G. A. (2009). Mindfulness-based relapse prevention for substance use disorders: A pilot efficacy trial. *Substance Abuse, 30,* 205-305.

Bowen, S., Witkiewitz, K., Dillworth, T., Chawla, N., Simpson, T., Ostafin, B., Larimer, M. E., Blume, A., Parks, G., & Marlatt, G. A. (2006) Mindfulness meditation and substance use in an incarcerated population. *Psychology of Addictive Behaviors, 20,* 343-347.

Brewer, J., Sinha, R., Chen, J. A., Michalsen, R. N., Babuscio, T. A., Nich, C., Grier, A., Berquist, K. L., Reis, A. L., Potenza, M. N., Carroll, K. M., & Rounsaville, B. J. (2009). Mindfulness training and stress reactivity in substance abuse: Results from a randomized, controlled stage I pilot study. *Substance Abuse, 30,* 306-317.

Curry, S., Marlatt, G. A., & Gordon, J. R. (1987). Abstinence violation effect: Validation of an attributional construct with smoking cessation. *Journal of Consulting and Clinical Psychology, 55,* 145-149.

Daley, D., & Marlatt, G. A. (2006). *Overcoming your drug or alcohol problem: Effective recovery strategies.* New York: Oxford University Press.

Donnenfield, D. (Producer/director). (1988). *Changing from inside* [DVD]. Onalaska, WA: Pariyatti.

Frankl, V. E. (1946). *Man's search for meaning.* Boston: Beacon Press.

Griffin, K. (2004). *One breath at a time: Buddhism and the twelve steps.* Emmaus, PA: Rodale.

Kabat-Zinn, J. (1990). *Full catastrophe living: Using the wisdom of your body and mind to face stress, pain, and illness.* New York: Delacorte.

Kabat-Zinn, J. (1990). *Wherever you go, there you are: Mindfulness meditation in everyday life.* New York: Hyperion.

Kabat-Zinn, J. (2002). *Guided mindfulness meditation* [CD recording]. Lexington, MA: Sounds True, Inc.

Kabat-Zinn, J. (2003). Mindfulness-based interventions in context: Past, present, and future. *Clinical Psychology Science and Practice, 10,* 144-156.

Kabat-Zinn, J., Massion, A., Kristeller, J., Peterson, L. G., Fletcher, K. E., Pbert, L., Lenderking, W. R., & Santorelli, S. F. (1992). Effectiveness of a meditation-based stress reduction intervention in the treatment of anxiety disorders. *American Journal of Psychiatry, 149,* 936-943.

Kornfield, J. (2004). A path with heart [CD recording]. Lexington, MA: Sounds True, Inc.

Marlatt, G. A., & Donovan, P. M. (Eds.). (2005). *Relapse prevention: Maintenance strategies in the treatment of addictive behaviors* (2nd ed.). New York: Guilford Press.

Marlatt, G. A. (2002). Buddhist philosophy and the treatment of addictive behavior. *Cognitive and Behavioral Practice, 9,* 44-50.

Marlatt, G. A., & Gordon, J. R. (Eds.) (1985). *Relapse prevention: Maintenance strategies in the treatment of addictive behaviors.* New York: Guilford Press.

Marlatt, G. A., & Marques, J. K. (1977). Meditation, self-control, and alcohol use. In R. B. Stuart(Ed.), *Behavioral self-management: Strategies, techniques, and outcomes*(pp. 117-153).

Marlatt, G. A., Pagano, R. R., Rose, R. M., & Marques, J. K. (1984). Effects of meditation and relaxation training upon alcohol use in male social drinkers. In D. H. Shapiro & R. N. Walsh(Eds.), *Meditation: Classic and contemporary perspectives*(pp. 105-120). New York: Aldine.

Marlatt, G. A., & Witkiewitz, K. (2005). Relapse prevention for alcohol and drug problems. In G. A. Marlatt & D. M. Donovan (Eds.), *Relapse prevention: Maintenance strategies in the treatment of addictive behaviros* (2nd ed., pp. 1-44). New York: Guildford Press.

Moyers, B. (1993). *Healing and the mind: Vol. 3. Healing from within* [Video recording]. New York: Public Broadcasting Service.

Norris, G. (1992). *Sharing silence: Meditation practice and mindful living.* New York: Harmony Books.
Okulithch, P. V., & Marlatt, G. A. (1972). The effects of varied extinction conditions with alcoholics and social drinkers. *Journal of Abnormal Psychology, 79,* 205-211.

Roth, B., & Creasor, T. (1997). Mindfulness meditation-based stress reduction: Experience with a bilingual inner-city program. *Nurse Practitioner, 22,* 150-176.

Santorelli, S. (1998). Heal thyself: *Lessons on mindfulness medicine.* New York: Random House.

Segal, Z. V., Williams, J. M. G., & Teasdale, J. D. (2002). *Mindfulness-based cognitive therapy for depression.* New York: Guilford Press.

Spicer, J. (1993). *The Minnesota model: The evolution of the multidisciplinary approach to addiction recovery.* Center City, MN: Hazelden.

Teasdale, J. D., Segal, Z. V., Williams, J. M. G., Ridgeway, V. A., Soulsby, J. M., & Lau, M. A. (2000). Prevention of relapse/recurrence in major depression by mindfulness-based cognitive therapy. *Journal of Consulting and Clinical Psychology, 68,* 615-623.

Witkiewitz, K., Marlatt, G. A., & Walker. D. (2005). Mindful-based relapse prevention for alcohol and substance use disorders. *Journal of Cognitive Psychotherapy, 19,* 211-228.

Zgierska, A., Rabago, D., Zuelsdorff, M., Coe, C., Miller, M., & Fleming, M. (2008). Mindfulness meditation for alcohol relapse prevention: A feasibility pilot study. *Journal of Addiction Medicine, 2,* 165-173.

찾아보기

한글

ㄱ

ㄴ

ㄷ

ㅁ

ㅂ

ㅅ

ㅈ

영어

역자 소개

김 경 승

- 부산대학교 의과대학 졸업
- 정신건강의학과 전문의
- 한국중독정신의학회장 역임
- 한국알코올상담협회장 역임
- 고담의료재단 마야병원장 및 마더스 병원장 역임
- 마더스 정신건강의학 연구원 원장
- 울산 중독통합지원 센터 센터장

주요저서 및 논문

- 중독에서의 회복을 위한 심신자각치료 프로그램 깨어있는 온마음 MBRA (Mindfulness-Based Recovery from Addiction) 워크북
- 마음챙김 명상에 기초한 알코올의존 회복 프로그램 : 실험적 연구(2012)
- 윤동주 시편의 예술적 감동에 대한 정신의학적 고찰(1992)

강 수 용

- 부산대학교 의과대학 졸업
- 예방의학 전문의 및 산업의학 전문의
- 대한산업보건협회 울산 센터 원장

김 준 모

- 중앙대학교 의과대학 졸업
- 정신건강의학과 전문의, 의학박사
- 대성그린병원 진료과장

이 성 근

- 고려대학교 의과대학 졸업
- 정신건강의학과 전문의, 미국 정신의학협회 회원
- 한국중독정신의학회 평생회원
- (전) 양산병원 숭덕 알콜약물남용연구소 소장
- 형주병원 진료 과장

주요저서 및 논문

- 『정신건강을 위한 투쟁』(공역, 학지사, 2006)
- 마음챙김 명상에 기초한 알코올의존 회복 프로그램 : 실험적 연구(2012)

이 동 현
- 인제대학교 의과대학 졸업
- 정신건강의학과 전문의
- 사람이 소중한 병원 정신건강의학과 진료과장
- 울산 북구 정신건강증진센터장

정 도 운
- 인제대학교 의과대학 졸업
- 정신건강의학과 전문의
- 인제대학교 부산백병원 정신건강의학과 조교수
- 부산 스마일센터 센터장

정 성 수
- 경북대학교 의과대학 졸업
- 정신건강의학과 전문의
- 한국중독정신의학회 평생회원
- 나눔과행복 병원 원장

심신자각에 근거한 중독행동의 재발예방

초판인쇄일 : 2014년 3월 10일
초판발행일 : 2014년 3월 20일
저　　　자 : Sarah Bowen, Neha Chawla, G. Alan Marlatt
옮　긴　이 : 김경승 · 강수용 · 김준모 · 이성근 · 이동현 · 정도운 · 정성수
펴　낸　이 : 오 무 근
펴　낸　곳 : 도서출판 **하나의학사**
출 판 신 고 : 제25100-2013-000061호(1988. 4. 1)
주　　　소 : 서울시 서대문구 거북골로7-7 하나빌딩 1층
전 화 번 호 : (02) 730-2555, 2556
팩　　　스 : (02) 730-2557
이　메　일 : hanampc1@naver.com

정가 20,000원

ISBN 979-11-85696-00-3 93510